Anleitung
zur computertomographischen
Untersuchung der Orbita

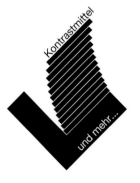

Mit freundlicher Empfehlung
überreicht von

Byk Gulden
Konstanz

Anleitung zur computertomographischen Untersuchung der Orbita

G. Greeven
unter Mitarbeit von R. Unsöld

Schnetztor-Verlag GmbH, Konstanz

Eine Veröffentlichung der wissenschaftlichen Buchreihe Byk Gulden, Konstanz, 1994

Die Nennung von Warenzeichen, Handelsnamen usw. in diesem Buch berechtigt auch ohne besondere Kennzeichnung nicht zu der Annahme, daß im Sinne der Warenzeichen- und Marken-Gesetzgebung solche Namen als frei betrachtet und deshalb von jedermann benutzt werden dürfen.

Herausgeber:
Dr. med. Gabriele Greeven
Chefärztin der Radiologischen Abteilung des St. Elisabeth-Krankenhauses,
Friedrich-Ebert-Straße 59, 56564 Neuwied/Rhein

Prof. Dr. med. Renate Unsöld
Sektion Neuroopthalmologie und Orbitaerkrankungen
Universitäts-Augenklinik, Moorenstraße 5, 40225 Düsseldorf

© 1994 by Byk Gulden Konstanz
© 1994 by Schnetztor-Verlag GmbH Konstanz

Alle Rechte, insbesondere das der Übersetzung und Vervielfältigung vorbehalten. Ohne schriftliche Genehmigung von Byk Gulden und des Verlages darf kein Teil des Buches durch Mikro-Verfilmung, Fotokopie oder ein anderes Verfahren reproduziert werden.

Realisation und Gestaltung: K.-D. Vogler, Konstanz
Satz + Druck: Industrie Druck, H. Eschbaumer, 88131 Lindau
ISBN 3-87018-106-0

Inhaltsverzeichnis

		Seite
A.	**Untersuchungstechnik**	12
B.	**Anatomie**	17
	I. Knöcherne Orbita, Canalis opticus und Ductus nasolacrimalis	18
	II. Weichteilstrukturen der Orbita	22
C.	**CT-Befunde bei orbitalen Erkrankungen**	41
	I. Pathologische Veränderungen der Augenmuskeln	42
	II. Pathologische Veränderungen der Tränendrüse	53
	III. Pathologische Veränderungen außerhalb des Muskeltrichters	68
	1. Extraconale Raumforderungen ohne Knochenbeteiligung	68
	2. Extraconale Raumforderungen mit Knochenbeteiligung	74
	IV. Pathologische Veränderungen innerhalb des Muskeltrichters	89
	V. Pathologische Veränderungen des Sehnerven	106
	VI. Pathologische Veränderungen der Vena ophthalmica superior	115
	VII. Pathologische Veränderungen des Bulbus oculi	117
	VIII. Pathologische Veränderungen im Bereich der Lider	128
	IX. Pathologische Veränderungen bei orbitalen Traumen	132
	X. Anhang – computertomographische Veränderungen bei klinisch wichtigen Orbitaerkrankungen	138
	1. Endokrine Orbitopathie	139
	2. Entzündlicher Pseudotumor der Orbita	153
	3. Lymphome der Orbita	160
	4. Metastasen der Orbita	165
	5. Infektionen der Orbita	172
	6. Ursachen eines Pseudoexophthalmus	175
	7. Ursachen eines Enophthalmus	175
	XI. Quiz	176
	XII. Monographien	219
	XIII. Sachverzeichnis	220

Vorwort

Die Dünnschicht-Computertomographie ist noch immer das aussagekräftigste bildgebende Verfahren in der Orbitadiagnostik, das in bestimmten Fällen durch Ultraschall und Kernspintomographie wertvoll ergänzt wird. Das vorliegende Kompendium soll in gedrängter Form über das normale computertomographische Erscheinungsbild der orbitalen Strukturen und eine optimale Untersuchungstechnik informieren und einen Leitfaden für die Interpretation der häufigsten computertomographischen Pathologica in der Orbita darstellen. Die stichwortartige Auflistung der wichtigsten Befunde ist nach dem computertomographischen Erscheinungsbild in bestimmten Lokalisationen, z.B. innerhalb bzw. außerhalb des Muskeltrichters, im Bereich des Sehnerven, der Augenmuskeln etc. gegliedert. Der Schwerpunkt liegt auf der Darstellung von Fallbeispielen, denen sich jeweils eine Diskussion zur Differentialdiagnose anschließt. Am Schluß ist in einem Quiz Gelegenheit, die gegebene Information noch einmal stichprobenartig zu überprüfen. Auf eine umfassende Literaturübersicht wurde in diesem Rahmen bewußt verzichtet, einige wegweisende Arbeiten sind in den entsprechenden Kapiteln direkt angegeben, ein Verzeichnis größerer Übersichtsarbeiten findet sich am Ende des Buches.

A. Untersuchungstechnik

A. Untersuchungstechnik für die computertomographische Untersuchung der Orbita

Zur Beurteilung der Orbita ist im allgemeinen eine Dünnschicht-CT erforderlich. (Je nach Gerätetyp beträgt die Schichtdicke 1 bis 2 mm).

Beim Schädel-CT wird allgemein die Schichtebene so gewählt, daß zwischen Schichtebene und Orbito-Meatallinie* ein positiver Winkel besteht. Diese Schichtebene ist zur Beurteilung der Orbita und auch der Hypophyse **weniger geeignet.**
Nervus opticus und Canalis opticus verlaufen zur Orbito-Meatallinie in einem negativen Winkel. Die Erfahrung hat gezeigt, daß eine gute Darstellung erzielt wird, wenn die Schichtebene parallel zum Verlauf von Sehnerv und Canalis opticus liegt (d.h. etwa minus 20° bis minus 25° zur Orbito-Meatallinie verläuft). Diese Ebene verläuft in etwa parallel zur McGregor-Linie** (Basallinie).

Bei dieser Einstellung (minus 20 bis minus 25° zur Orbito-Meatallinie) ist die Beurteilung der wichtigen Strukturen der Orbita leichter und sicherer als bei der üblichen Einstellung, da pathologische Veränderungen besser abzugrenzen sind.

Der Kopf muß im Vergleich zur üblichen Einstellung weiter nach dorsal gekippt bzw. das Kinn weiter angehoben werden. Die optimale Lagerung überprüft man am einfachsten, indem man mittels scout-view (Übersichtsbild) kontrolliert, daß die Schichtebene parallel zur McGregor-Linie verläuft (Abb. 1 + 2).

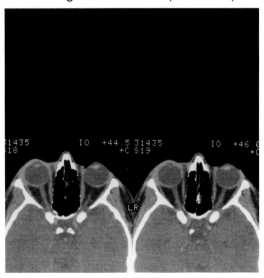
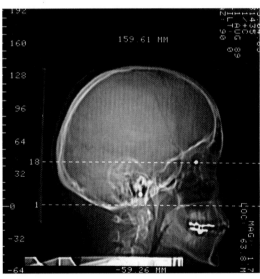

Abb. 1 **Abb. 2**

Und nun zwei Beispiele, die beweisen, daß bei üblicher Einstellung (positiver Winkel zur Orbito-Meatallinie) auch gravierende Befunde leicht übersehen werden.

---

* Orbito-Meatallinie: Linie vom äußeren Augenwinkel zur Mitte des Porus acusticus externus.
  (Deutsche Horizontale: Linie zwischen Unterrand der Orbita und Oberrand des Meatus acusticus externus).
** McGregor-Linie: Verbindungslinie von der oberen Hinterkante des harten Gaumens zum tiefsten Punkt der Hinterhauptschuppe.

58jährige Frau

Anamnese und klinischer Befund:
Vor 3 Jahren beginnende Sehschwäche links und unscharfe Papillenbegrenzung. Erhebliche Zunahme der Sehschwäche seit 1 Jahr.

Chronische Stauungspapille. Gesichtsfeldausfall und Exophthalmus (2 bis 3 mm) links sowie afferente Pupillenstörung und Farbsinnstörung links.

Fremd-CT (Abb. 3 + 4) (und Kernspintomographie): als unauffällig beurteilt.

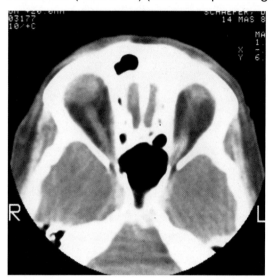 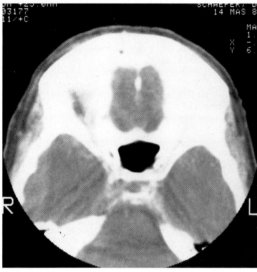

Abb. 3   **Abb. 4**

Eigen-CT (Abb. 5–9) im negativen Winkel:
Geringe Verbreiterung der Sehnervenscheide links, in der der Sehnerv als bandförmige Zone erniedrigter Dichte zur Darstellung kommt. Geringe Hyperostose des linken Clinoidfortsatzes, der von einem Weichteiltumor umgeben ist, der zapfenartig nach kranial reicht.

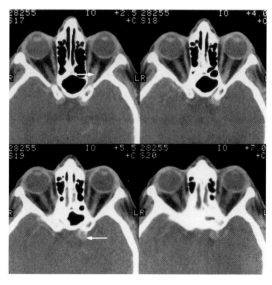

Abb. 5

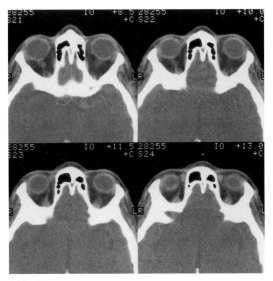

Abb. 6

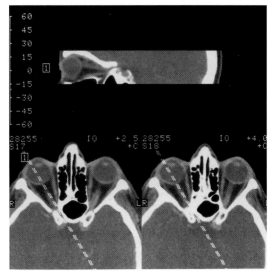

Abb. 7

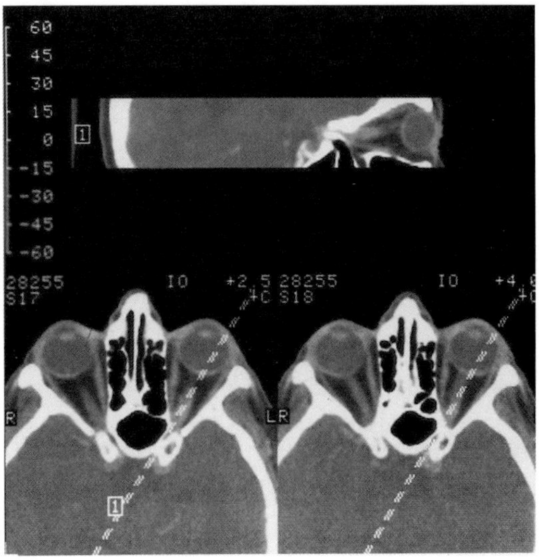

Abb. 8

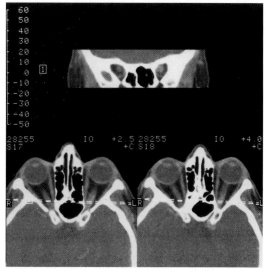

Abb. 9

Diagnose:
Meningeom der Opticusscheide und des vorderen Clinoidfortsatzes links.

Operativ bestätigt.

47jährige Frau

Anamnese und klinischer Befund:
Vor 1½ Jahren Entfernung eines großen Hypernephroms. Damals kein Anhalt für Lymphknoten- oder Fernmetastasen.
Seit ca. 3 Monaten progrediente Sehverschlechterung beidseits mit zunehmenden bitemporalen Gesichtsfeldausfällen.

Fremd-CT (Abb. 10 + 11): als unauffällig befundet.
Mühsam erkennt man eine Raumforderung in der suprasellären Zisterne. Sella wegen Artefakten nicht beurteilbar.

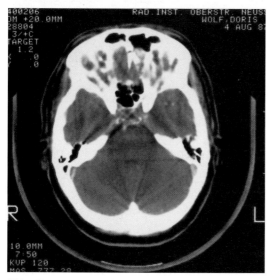
Abb. 10

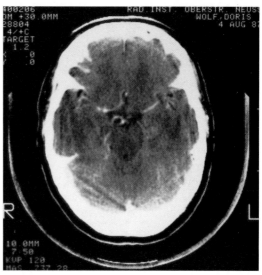
Abb. 11

Eigen-CT (Abb. 12–14) **im negativen Winkel 6 Wochen später:**
Große intra- und suprasellare Raumforderung mit Exkavation der Sella.
(Zwischen 1. und 2. CT keine Progredienz der klinischen Symptome).

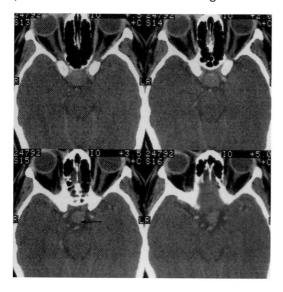
Abb. 12

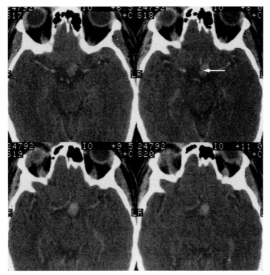

Abb. 13

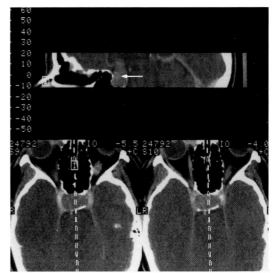

Abb. 14

Therapie und Verlauf:
Transsphenoidale Entfernung des Tumors.
Histologie: Metastase des bekannten Hypernephroms.
Postoperativ deutliche Funktionsbesserung.

Die meisten Computertomographen bieten die Möglichkeit der sekundären Bildrekonstruktion (image reformatting), d.h. die Möglichkeit aus den vorhandenen Daten der axialen Schichtebene andere Schichtebenen – coronal (Abb. 34), sagittal und parasagittal (Abb. 32) – zu errechnen und als Monitorbild darzustellen.

Eine primär coronale Einstellung mit der für den Patienten ungünstigen Bauchlage und Kopfhaltung und der möglichen Qualitätsminderung durch Zahnartefakte kann dadurch umgangen werden.

Die Betrachtung und Dokumentation der CT-Bilder erfolgt im Weichteilfenster (für Orbita ca. 500 HE bei einem Level von ca. 40 bis 80 HE – Abb. 22) und im Knochenfenster.

Kontrastmittelgabe ist im allgemeinen nicht notwendig; Ausnahme bei Verdacht auf Sehnervenschädigung, wenn ein intrakranieller Prozeß bzw. eine intrakranielle Ausbreitung zu sichern oder auszuschließen ist.

Literaturhinweis

UNSÖLD, R.   Ophthalmologische Indikationen zur Computertomographie.
Z. prakt. Augenheilkd. 7 (1986)

UNSÖLD, R., S. FELDON, F. H. NEWTON   Zur Diagnose orbitaler Muskelerkrankungen. Klinische Anwendung von Computer-Rekonstruktionen.
Klin. Mbl. Augenheilk., F. Enke Verlag, Stuttgart 178 (1981) 436–438

B. Anatomie

B. Orbita - Anatomie

I. Knöcherne Orbita:

(Abb. 15–20)

Die Orbita ist eine unregelmäßige vierseitige Pyramide, deren Basis nach vorn lateral, deren Spitze nach hinten medial gerichtet ist.
7 Knochen bilden die Wände: 1. Maxilla (Facies orbitalis und Proc. frontalis), 2. Os lacrimale, 3. Os ethmoidale (Lamina orbitalis), 4. Os palatinum (Proc. orbitalis), 5. Os frontale (Facies orbitalis), 6. Os sphenoidale (Ala minor und major), 7. Os zygomaticum (Facies orbitalis).

Orbitadach:
Wird gebildet von der Pars orbitalis des Os frontale und dorsal von der Unterfläche des kleinen Keilbeinflügels. Das Orbitadach grenzt medial vorn an den Sinus frontalis und im übrigen an die vordere Schädelgrube.

Mediale Orbitawand:
Verläuft nahezu parallel zur Mittellinie. Sie wird hinten gebildet von der Lamina papyracea des Siebbeins, vorn vom Tränenbein und Proc. frontalis maxillae.
Zwischen der Crista lacrimalis posterior des Tränenbeins und der Crista lacrimalis anterior des Proc. frontalis maxillae liegt der Tränensack, der sich in den Ductus naso-lacrimalis fortsetzt, (der in den unteren Nasengang mündet).
Medial der Orbita liegen die Siebbeinzellen.

Laterale Orbitawand:
Verläuft in ca. 45° nach dorsal medial zur Mittellinie, so daß die lateralen Wände beider Orbitae beinahe rechtwinklig zueinander stehen, bzw. einen Winkel von 90° bilden. (Beim Hypertelorismus ist der Winkel größer bzw. beide Orbitae flacher.)
Sie wird gebildet dorsal vom großen Keilbeinflügel, vorn vom Proc. zygomaticus des Stirnbeins und Proc. frontalis des Jochbeins. Lateral davon liegt die Fossa temporalis bzw. im hinteren Abschnitt die mittlere Schädelgrube.

Orbitaboden (= Kieferhöhlendach):
Steigt nach medial zu den Siebbeinzellen an und nach dorsal um ca. 20 bis 30° zur Orbitaspitze. Der Orbitaboden wird gebildet von der Pars orbitalis der Maxilla. Dorsolateral wird der Orbitaboden von der Fissura orbitalis inferior begrenzt, die dorsal an den großen Keilbeinflügel grenzt.

Fissura orbitalis superior:
Liegt zwischen dem großen und kleinen Keilbeinflügel latero-kaudal des Canalis opticus. Das mediale etwas weitere Ende liegt im Bereich der Orbitaspitze.

Durch die Fissura orbitalis superior ziehen:
  Vena ophthalmica superior
  N. oculomotorius
  N. trochlearis
  N. abducens und
  N. ophthalmicus (V,1)

Fissura orbitalis inferior:
Begrenzt den Orbitaboden dorso-lateral und wird vorn von der Maxilla und hinten vom großen Keilbeinflügel begrenzt. Der mediale engere Abschnitt führt in die Fossa pterygopalatina. Der laterale Abschnitt steht mit der Fossa infratemporalis in Verbindung.

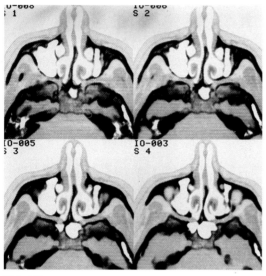

Abb. 15 a

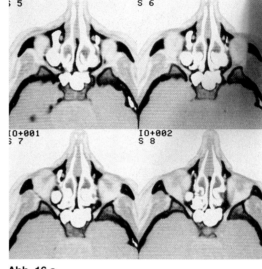

Abb. 16 a

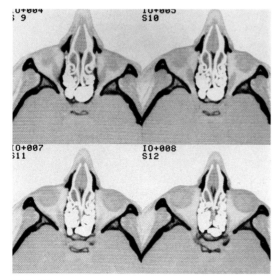

Abb. 17 a

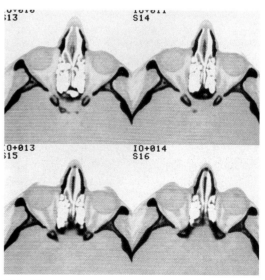

Abb. 18 a

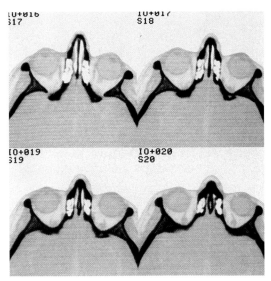
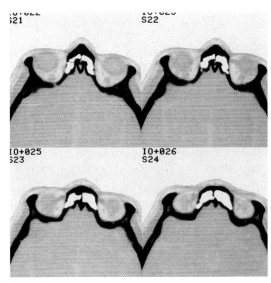

Abb. 19 a Abb. 20 a

Canalis opticus:

(Abb. 21–23)

Liegt zwischen den Wurzeln des kleinen Keilbeinflügels.
Die mediale Wand und der Boden werden von der vorderen oberen Wand des Keilbeinkörpers gebildet (= vordere obere Begrenzung der Keilbeinhöhle).
Das intrakranielle Ende des Canalis opticus wird lateral begrenzt vom Proc. clinoideus anterior, das Dach des intrakraniellen Endes wird von einer Duraduplikatur gebildet.

Durch den Canalis opticus ziehen der
  Nervus opticus und meist darunter die
  A. ophthalmica

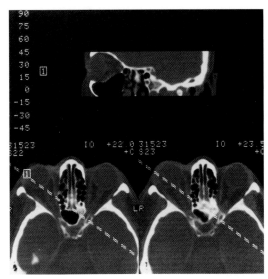
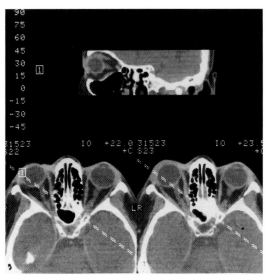

Abb. 21 a Abb. 22 a

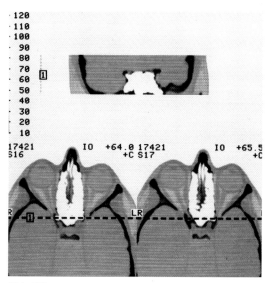

Abb. 23 a

Tränennasengang:

(Abb. 24 + 25)

Der Tränennasengang (Ductus naso-lacrimalis) ist zunächst häutig, später von Knochen umschlossen und mündet unterhalb der unteren Nasenmuschel in die Nasenhaupthöhle. Der knöcherne Anteil wird gebildet durch den unteren Bereich des Sulcus lacrimalis des Proc. frontalis der Maxilla, das angrenzende Tränenbein und die untere Nasenmuschel. Der Tränennasengang ist im CT als rundliche Zone mit der Dichte von Luft oder aber auch gelegentlich höherer Dichte sichtbar.

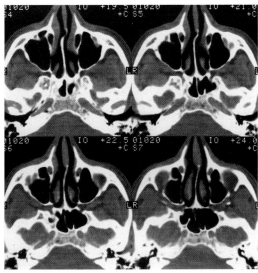

Abb. 24 a

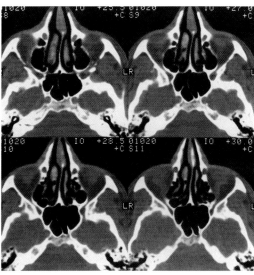

Abb. 25 a

II. Orbitale Weichteilstrukturen:

(Abb. 26–39)

Die Orbita ist ausgefüllt vom Fettkörper (Corpus adiposum orbitae). Als Abschluß dienen zu den Seiten hin das Periost, zum Bulbus hin die Tenon'sche Kapsel, nach vorn das Septum orbitale und die Lider.
Der Inhalt setzt sich zusammen aus dem in Primärposition des Auges s-förmig gekrümmten Sehnerven, den 4 geraden und 2 schrägen äußeren Augenmuskeln, dem Lidheber (m. levator palpebrae) sowie Gefäßen und Nerven.

Extraoculäre Augenmuskeln:
Vier gerade Augenmuskeln: m. rectus med. und lat., sup. und inf. Zwei schräge Augenmuskeln: m. obliquus sup. und inf.
Mit Ausnahme des m. obliquus inferior entspringen alle Augenmuskeln am Anulus tendineus Zinnii.
Der längste gerade Augenmuskel ist der m. rectus lateralis, der kürzeste gerade Augenmuskel ist der m. rectus inferior.
Muskeln mit langem Sehnenanteil: m. rectus lateralis, m. obliquus superior.
Muskeln mit kurzem Sehnenanteil: m. rectus medialis, m. rectus inferior, m. rectus superior.
Die geraden Augenmuskeln inserieren vor dem Äquator des Bulbus an der Sklera.
Der m. obliquus superior (längster Augenmuskel) verläuft in der oberen Hälfte der medialen Seite der Augenhöhle im Zwischenraum zwischen m. rectus superior und m. rectus medialis nach vorn, dicht dem Orbitadach anliegend zur Trochlea. Dort wird die Sehne des m. obliquus superior abgelenkt und verläuft dann schräg nach hinten und lateral, unterkreuzt den m. rectus superior und inseriert hinter dem Äquator des Bulbus. Er zieht den Bulbus nach unten außen.
Der m. obliquus inferior (kürzester Augenmuskel) entspringt als einziger im vorderen Abschnitt der Augenhöhle am Rand der Fossa lacrimalis, zieht zwischen dem Boden der Orbita und dem m. rectus inferior lateralwärts um den Bulbus und setzt hinter dem Äquator gegenüber dem Ansatz des m. obliquus superior an der Sklera an. Er zieht den Bulbus nach oben außen (Abb. 37).
Außer den sechs den Augapfel bewegenden Muskeln liegt als weiterer Muskel der m. levator palpebrae (Lidheber) in der Augenhöhle. Er liegt über dem m. rectus superior.

Auf axialen Schichten ca. minus 20° zur Orbitomeatallinie wird der m. rectus inferior nahezu in ganzer Länge dargestellt. Die untersten Schichten zeigen den Ansatz am unteren Bulbus, während die etwas höheren Schichten wegen des Anstieges des Nerven nach dorso-kranial den Ansatz am Anulus tendineus zeigen. Schnitte in mittlerer Höhe zeigen den mittleren Anteil des Bulbus mit Linse, den m. rectus medialis, den m. rectus lateralis, den Sehnerven in ganzer Länge und den Canalis opticus.
Die oberen Schnitte zeigen den oberen Augenmuskelkomplex mit dem Ansatz des m. rectus superior am oberen Bulbus und den m. levator palpebrae sowie die Trochlea und den m. obliquus superior.
Auf Schichten – 20° zur Orbitomeatallinie wird der vordere Anteil des m. obliquus inferior gut dargestellt, unterhalb des m. rectus inferior. Der Ursprung des m. obliquus inferior an der lateralen Kante des Ductus nasolacrimalis wird gut dargestellt auf tieferen Schichten, während der Ansatz am Bulbus auf etwas höheren Schichten erscheint. Der vordere und mediale Anteil des m. obliquus inferior liegt dicht im Bereich des Tränennasenganges und des Orbitabodens.
Coronale Schnitte dicht hinter dem Bulbus schneiden den m. rectus medialis im dicksten Anteil des Muskelbauches, den m. rectus lateralis jedoch schräg durch den vorderen Sehnenanteil. Der Anschnitt des m. rectus lateralis ist daher kleiner.

Auf coronalen Schnitten zwischen dem mittleren und hinteren Drittel der Orbita erscheint der m. rectus medialis relativ dünn, während der m. rectus lateralis im dicksten Anteil quer getroffen wird. Wegen des schrägen Anschnittes erscheint der m. rectus lateralis größer als dem echten Querdurchmesser entspricht. Eine coronale Schicht durch den hinteren Anteil der Orbita schneidet durch den dünneren Anteil des m. rectus medialis, während der m. rectus lateralis schräg durch den dicksten Anteil geschnitten wird. Muskelvergrößerungen werden dadurch vorgetäuscht. Der echte Muskeldurchmesser kann nur dargestellt werden bei Schnitten, die 90° zum Muskel verlaufen.

Wegen des Partialvolumeneffektes ist auf axialen Schichten die Differenzierung zwischen m. rectus superior und m. levator palpebrae einerseits und m. rectus inferior und m. obliquus inferior andererseits schwierig.

Auf coronalen Schichten werden die geraden Augenmuskeln schräg getroffen und erscheinen daher größer. Die mediale Ecke des oberen Augenmuskelkomplexes wird vom m. levator palpebrae, die laterale Ecke vom m. rectus superior gebildet.

Auf coronalen Schichten im Bereich der Trochlea wird nur der vorderste Anteil des m. levator palpebrae abgebildet, oberhalb und lateral des Bulbus.

Literaturhinweis
R. UNSÖLD, T. H. NEWTON, J. DeGROOT
CT-Evaluation of Extraocular Muscles – Anatomie-CT-Correlations.
Albrecht von Graefes Arch. Klin. Ophthalmol. 214 (1980) 155–180

Bulbus oculi:
Im CT lassen sich am Bulbus unterscheiden: Bulbuswand (Sklera = äußere Augenhaut, Chorioidea, Retina), Glaskörper (Corpus vitrium) und Augenlinse.

Der Bulbus ist nahezu kugelförmig. Seine Lage in der vorderen Orbita ist variabel; ein Teil des Bulbus liegt immer hinter der gedachten Linie, die die vorderen Anteile des Proc. zygomaticus des Os frontale beidseits in Höhe der Linsen miteinander verbindet.

Die Bulbuswand (die einzelnen Schichten der Bulbuswand sind im CT nicht zu unterscheiden) kommt als randständige Zone erhöhter Dichte zur Darstellung.

Die Linse erscheint als bikonvexe gegenüber dem Glaskörper hyperdense Struktur.

Die Tenon'sche Kapsel umschließt die hintere Hälfte des Bulbus und trennt den Augapfel vom intraorbitalen Fett.

Nervus opticus:

(Abb. 29, 32 + 33)

Der Sehnerv liegt in der zentralen Achse der Orbita; er kommt gelegentlich als bandförmige Zone erniedrigter Dichte innerhalb der Sehnervenscheide zur Darstellung. In Abhängigkeit von der Augenstellung ändert der Nerv seinen Verlauf und kann somit aus der CT-Schicht herauslaufen; eine Unterbrechung bzw. Segmentierung des Sehnerven wird dadurch vorgetäuscht (Abb. 38 + 39, Abb. 125 + 126).

Literaturhinweis
UNSÖLD, R., J. DeGROOT, T. H. NEWTON
Images of the Optic Nerve: Anatomic-CT Correlation.
AJNR 1: July/August (1980) 317–323

Die **A. ophthalmica** verläuft meist an der Unterseite des Sehnerven durch den Canalis opticus und kreuzt im hinteren Drittel der Orbita über den Sehnerven nach medial.

Die **V. ophthalmica superior** verläuft von vorn oben und medial nach hinten lateral unterhalb des m. rectus superior, dann durch die Fissura orbitalis superior in den Sinus cavernosus (Abb. 30).

Tränendrüse:
Die Tränendrüse liegt im oberen äußeren Extraconalraum an der medialen Seite des Proc. zygomaticus des Os frontale. Sie besteht aus der Pars orbitalis (in der Fossa lacrimalis gelegen) und dem vorderen Drittel – Pars palpebralis unter dem lateralen Oberlid. Sie liegt der Aponeurose des m. levator palpebrae insbesondere bei pathologischer Vergrößerung breitflächig auf.

Intraconalraum:
Der Intraconalraum liegt hinter dem Bulbus und wird durch die vier geraden Augenmuskeln und die sie verbindenden intermuskulären Membranen begrenzt.

Extraconalraum:
Der Extraconalraum liegt zwischen der knöchernen Orbita und den Augenmuskeln.

Septum orbitale:
Fascienartiger am Aditus orbitae ringförmig entspringender bindegewebiger Abschluß der Orbita nach vorn;
bedeckt die Hinterfläche der Basis der Augenlider und trennt diese vom eigentlichen Inhalt der Augenhöhle.

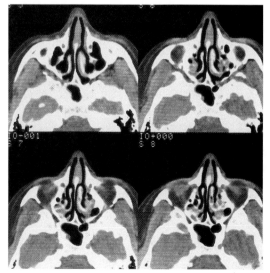

Abb. 26 a

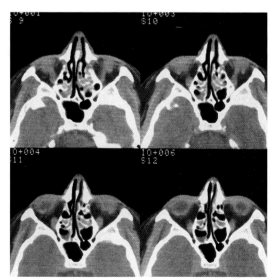

Abb. 27 a

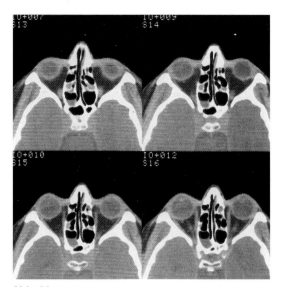

Abb. 28 a

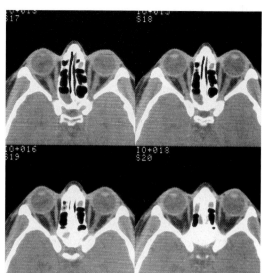

Abb. 29 a

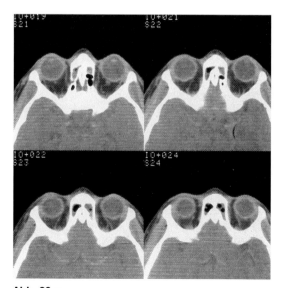

Abb. 30 a

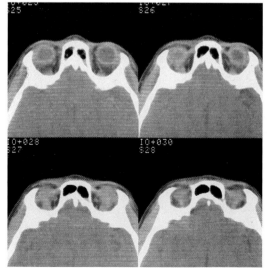

Abb. 31 a

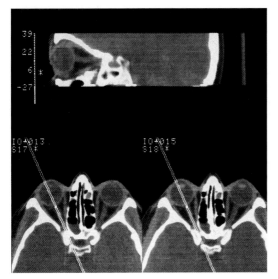

Abb. 32 a

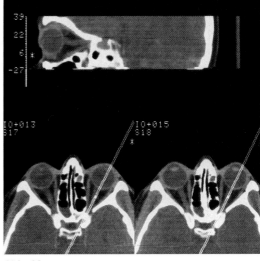

Abb. 33 a

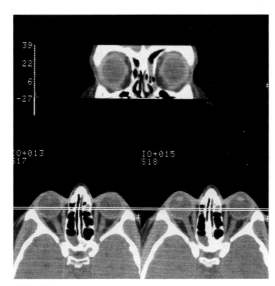

Abb. 34 a

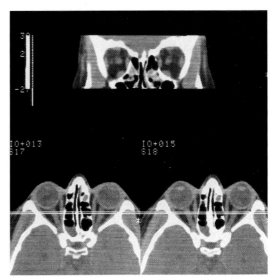

Abb. 35 a

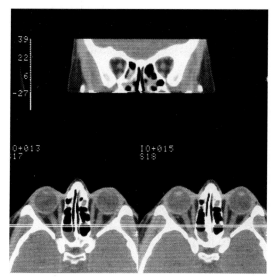

Abb. 36 a

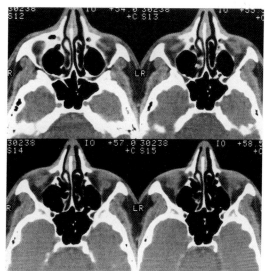

Abb. 37 a

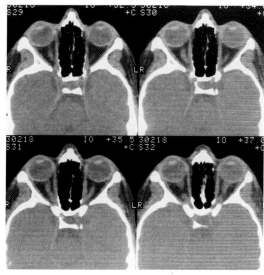

Abb. 38 a

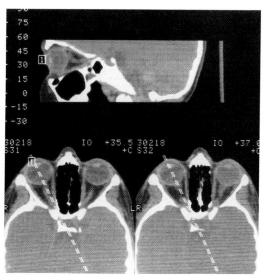

Abb. 39 a

I. Knöcherne Orbita:

(Abb. 15–20)

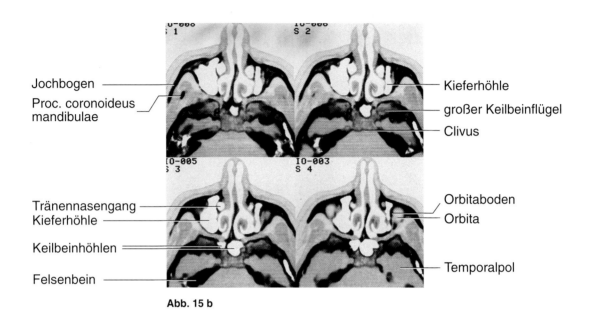

Abb. 15 b

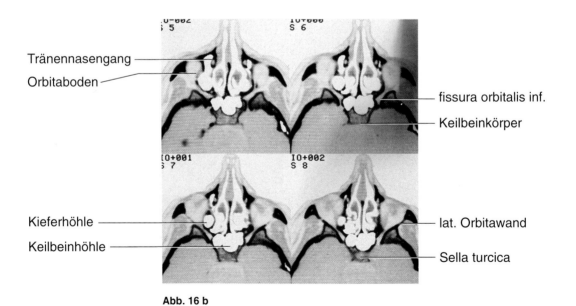

Abb. 16 b

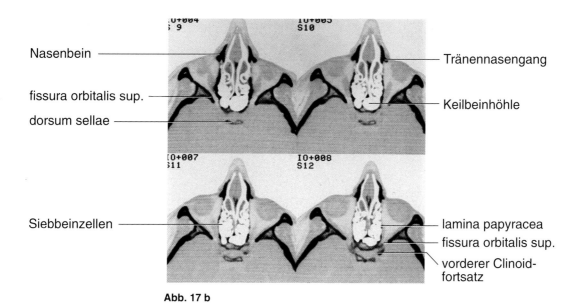

Abb. 17 b

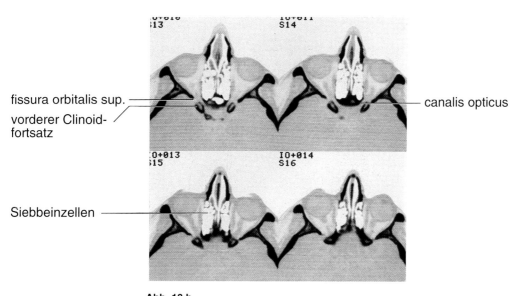

Abb. 18 b

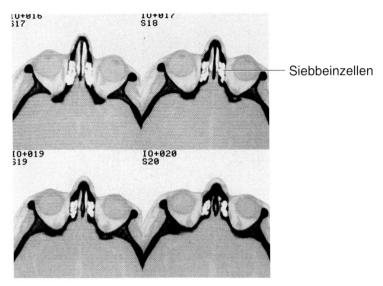

Abb. 19 b

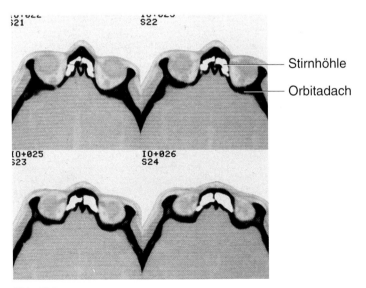

Abb. 20 b

Canalis opticus

(Abb. 21–23)

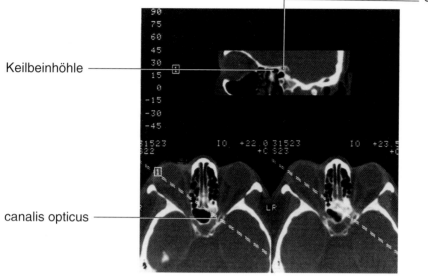

Keilbeinhöhle

canalis opticus

canalis opticus

Abb. 21 b

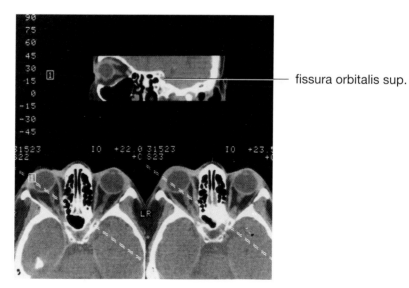

fissura orbitalis sup.

Abb. 22 b

pneumatisierter Ausläufer der Keilbeinhöhle, der zu einer Anhebung des Kanalbodens geführt hat

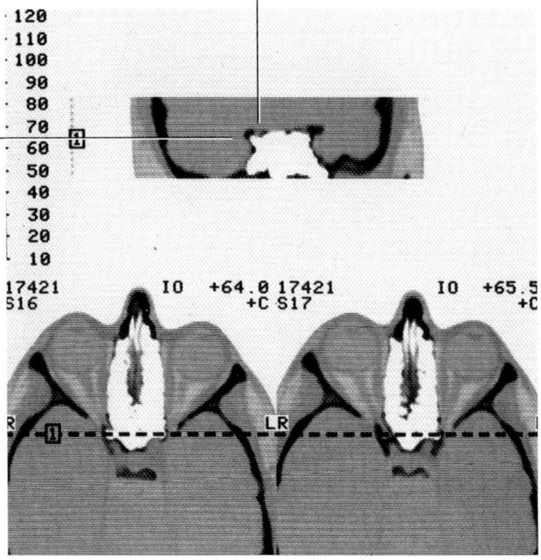

canalis opticus

(das Dach ist aus drucktechnischen Gründen hier nicht erkennbar)

Abb. 23 b

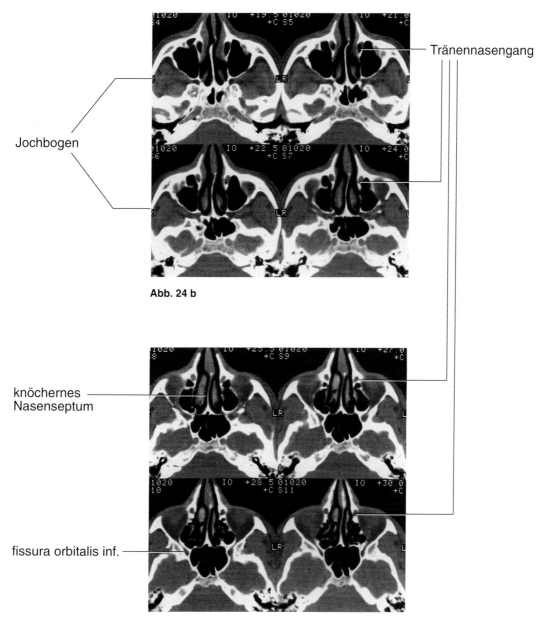

Abb. 24 b

Abb. 25 b

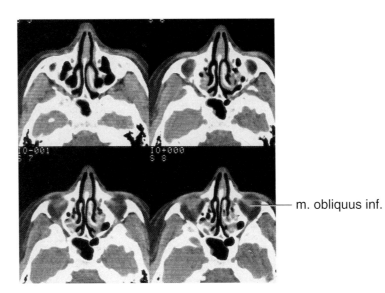

Abb. 26 b

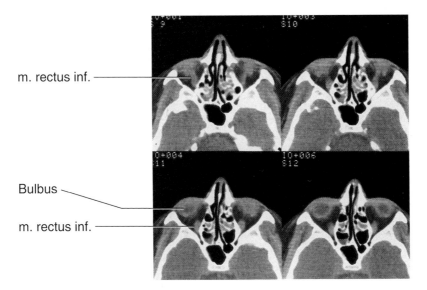

Abb. 27 b

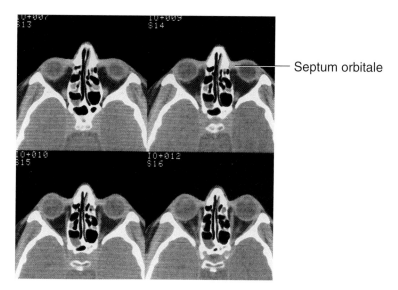

Abb. 28 b

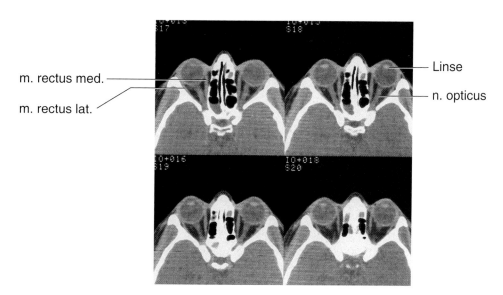

Abb. 29 b

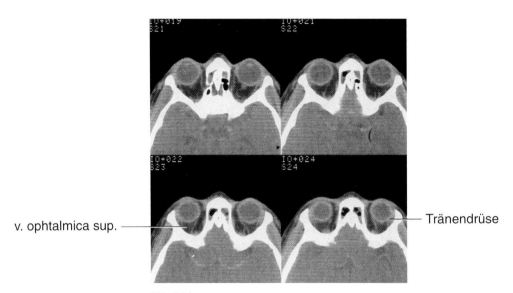

Abb. 30 b

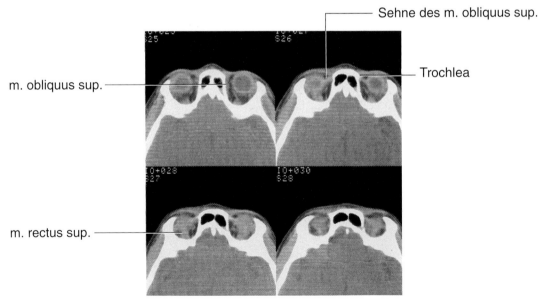

Abb. 31 b

oberer
Augenmuskelkomplex

Sehnerv

m. rectus inf.

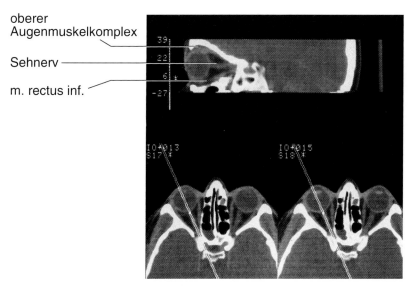

Abb. 32 b

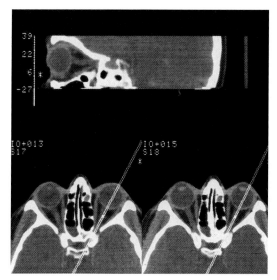

Abb. 33 b

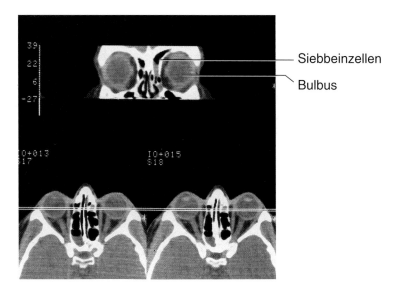

Siebbeinzellen
Bulbus

Abb. 34 b

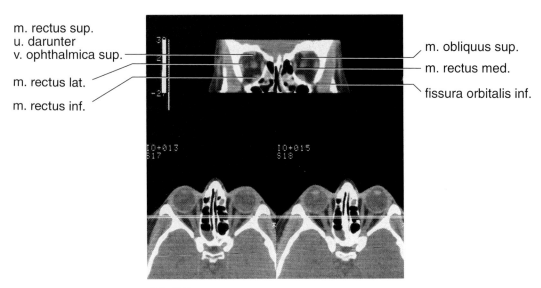

m. rectus sup.
u. darunter
v. ophthalmica sup.
m. rectus lat.
m. rectus inf.

m. obliquus sup.
m. rectus med.
fissura orbitalis inf.

Abb. 35 b

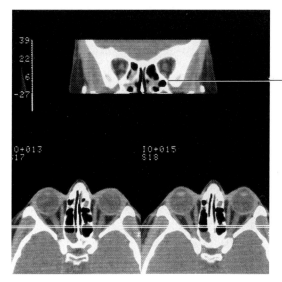

Abb. 36 b

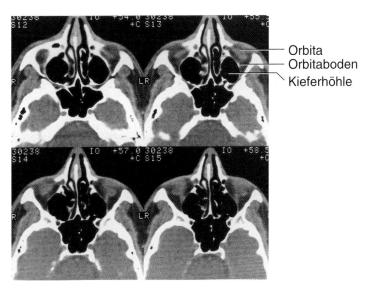

Abb. 37 b

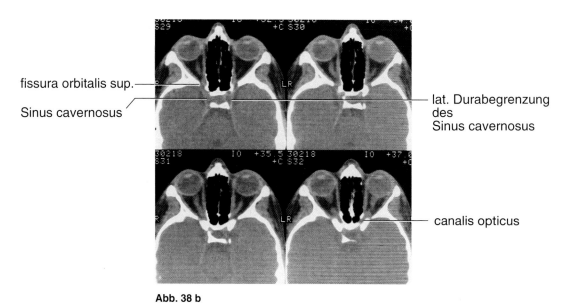

Abb. 38 b

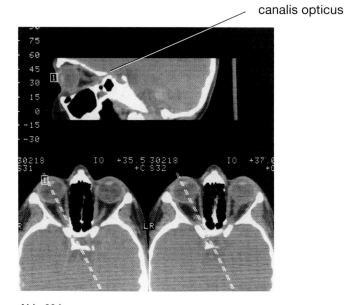

Abb. 39 b

C. CT-Befunde bei orbitalen Erkrankungen

C. I. Pathologische Veränderungen der Augenmuskeln:

(Abb. 40–51)

Die wichtigsten Kriterien für die Differentialdiagnose von pathologischen Augenmuskelveränderungen sind:

Größe, Form und Dichte und evtl. Veränderungen der benachbarten Strukturen (Knochen, Fett).

Verbreiterung **eines** Augenmuskels: myositische Form des entzündlichen Pseudotumor orbitae, seltener monomyositische Form der endokrinen Orbitopathie, Metastase, Lymphom, Muskelhämatom.

Verdickung **mehrerer** Augenmuskeln beidseitig: endokrine Orbitopathie. (Sehr selten multiple Metastasen und Amyloidose – dann ungleichmäßige Auftreibung.)

Verdickung mehrerer Augenmuskeln einseitig: endokrine Orbitopathie, seltener entzündlicher Pseudotumor orbitae.

Gleichzeitige Verbreiterung der Muskelsehne spricht für eine Myositis bei Pseudotumor orbitae.

Die häufigste Ursache von Muskelverdickungen ist die endokrine Orbitopathie.

Mäßiggradige Muskelverdickungen bestehen auch bei der Sinus cavernosus-Fistel, wobei im CT meist gleichzeitig die Erweiterung der V. ophthalmica superior sichtbar ist (Folge des erhöhten Druckes im Sinus cavernosus).

44jähriger Mann

Anamnese und klinischer Befund:
Seit 3 Wochen stechende und pulsierende periorbitale Schmerzen rechts. 2 Wochen später Reizzustände mit Bindehautchemosis und Sehverschlechterung. Anisokorie. Bewegungs- und Redressionsschmerz rechts. Horizontale Fältelung im Macula-Areal. Zunahme der Schmerzhaftigkeit im Bereich des rechten Auges mit Diplopie in allen Blickrichtungen.

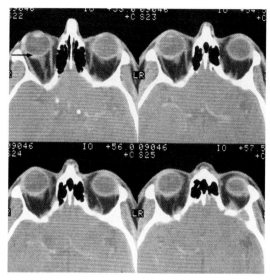

Abb. 40

CT:
Verdickung des m. obliquus inferior rechts im Bereich des Bulbusansatzes.

Diagnose:
Myositis des m. obliquus inferior rechts im Rahmen eines entzündlichen Pseudotumor orbitae.

Therapie und Verlauf:
Hoch dosierte Cortison-Therapie.
Innerhalb weniger Tage war die Motilitätseinschränkung ebenso wie die Schmerzempfindung rückläufig.
Nach Dosisreduzierung erneut stärkere Schmerzen und Doppelbildwahrnehmung beim Blick nach oben.

Bei Kontroll-CT 2 Monate später ist die Verdickung des m. obliquus inferior am Bulbusansatz nicht mehr nachweisbar.

Diskussion:
Der Befall nur eines Augenmuskels und insbesondere seiner Sehne ist typisch für die myositische Form des entzündlichen Pseudotumor orbitae.

23jährige Frau

Anamnese und klinischer Befund:
Nach Angaben der Patientin bestanden vor 2 Wochen beginnend Schmerzen, Rötung und Schwellung im Bereich des linken Auges. Die Veränderungen hätten sich völlig zurückgebildet.

Leichte Protrusio links; ophthalmoskopisch o. B. Im Ultraschall starke Verdickung des m. rectus med. links. Visus beidseits 1.0.

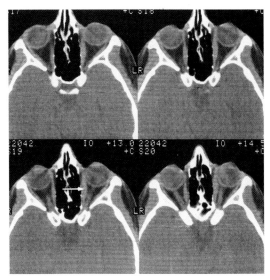

Abb. 41

CT:
Geringe Schwellung des m. rectus medialis links, insbesondere auch seiner Sehne.

Diagnose:
Myositische Form des entzündlichen Pseudotumor orbitae.

Diskussion:
Die Verdickung eines Augenmuskels einschließlich seiner Sehne ist typisch für die myositische Form des Pseudotumor orbitae.

61jährige Frau

Anamnese und klinischer Befund:
Seit 3 Monaten Doppelbilder bei Rechtsblick. Keine Schmerzen. Guter AZ und EZ.

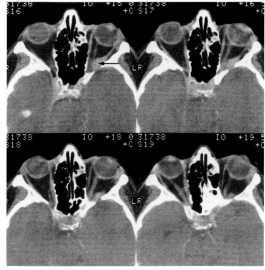

Abb. 42

CT:
Spindelförmige Verdickung der dorsalen Hälfte des m. rectus lateralis.

Diagnose:
Verdacht auf Metastase eines bisher noch unbekannten Primärtumors.

Verlauf:
Primärtumorsuche: computertomographischer Nachweis eines Harnblasentumors mit Stauungsnieren beidseits.
Rö.-Thorax, Mammographie, Oberbauchsonographie und Knochenszintigraphie o. B.

Op.: inoperabler Konglomerattumor im kleinen Becken. Exitus nach 2 Monaten.

Diskussion:
Eine fokale Verdickung eines Augenmuskels ist typisch für eine maligne Infiltration, am häufigsten durch Metastase.

10jähriger Junge

Anamnese und klinischer Befund:
Nach Sportunfall vor 1 Monat (bei Flugrolle Stoß mit dem Knie in die linke Orbita) Abduktionseinschränkung links.

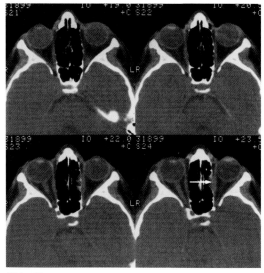

Abb. 43

CT:
Spindelförmige Verdickung des li. m. rectus medialis mit deutlicher Einengung des medialen Extraconalraumes, Exkavation der Lamina papyracea und randständiger Zone erhöhter Dichte im Bereich der benachbarten Siebbeinzellen.

Diagnose:
Hämatom im m. rectus medialis und im inneren Extraconalraum.

Diskussion:
Aufgrund der Klinik ist die Diagnose eines intramuskulären Hämatoms am wahrscheinlichsten.
In Folge des Hämatoms im m. rectus medialis ist die Dehnbarkeit des Muskels eingeschränkt und damit die Abduktionshemmung erklärt.

61jährige Frau

Anamnese und klinischer Befund:
Seit Tagen Kopfschmerzen im Bereich des Hinterkopfes und über den Augen beidseits, besonders rechts. Sehverschlechterung. Verdacht auf endokrine Orbitopathie bei bekannter Hyperthyreose. Zustand nach Radio-Jod-Therapie vor 2 Jahren. Z.Zt. bei Einnahme von L-Thyroxin 175 euthyreot.
Wegen erhöhtem Augeninnendruck beidseits Gabe von lokalen Betablockern.

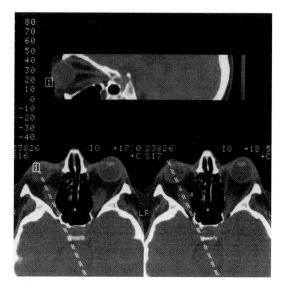

Abb. 44   Abb. 45

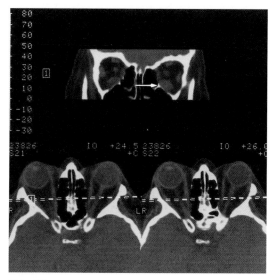

Abb. 46

CT:
Erhebliche Verdickung des m. rectus inferior beidseits.

Diagnose:
Myositische Form der endokrinen Orbitopathie mit starker Verdickung des m. rectus inferior beidseits.

Diskussion:
Der Befall mehrerer Augenmuskeln ein- oder beidseitig ist typisch für die polymyositische Form der endokrinen Orbitopathie.

50jähriger Mann

Anamnese und klinischer Befund:
Vor 7 Monaten wurde eine endokrine Orbitopathie festgestellt. Wegen erheblicher Protrusio und Motilitätseinschränkung mit Doppelbildern war eine Cortison-Stoßtherapie veranlaßt worden. Vor 3 Monaten betrug der Visus mit eigener Brille rechts 0.8, links 1.0. Der intraoculare Druck lag bei 22 mmHg. Die Motilität des Bulbus war endgradig eingeschränkt. Es wurden Doppelbilder beim Blick nach rechts angegeben.
Nach einer zweiten Cortison-Stoßtherapie Rückbildung der Protrusio und der Doppelbildwahrnehmung.
Seit 4 Tagen erneute Befundverschlechterung mit Protrusio und Expositions-Keratitis. Visus rechts weiterhin 0.8, links jedoch 0.4 bis 0.5. Papillen o. B.
CT zum Ausschluß einer Opticuskompression.

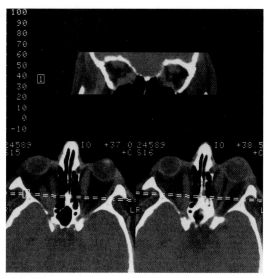

Abb. 47

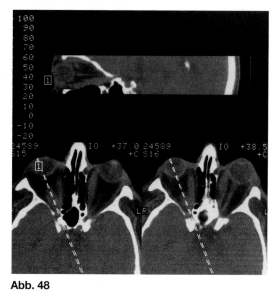

Abb. 48

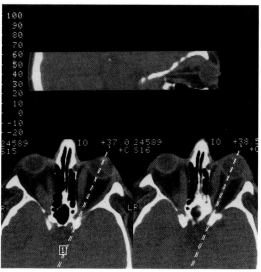

Abb. 49

CT:
Erhebliche Schwellung der Augenmuskeln beidseits mit Ausnahme des m. rectus lateralis. Geschwollen sind die Muskelbäuche, während die Sehnen nicht beteiligt sind. In der Orbitaspitze ist es eng, eine eindeutige Kompression des n. opticus besteht jedoch nicht.

Diagnose:
Polymyositische Form der endokrinen Orbitopathie beidseits.

Diskussion:
Die gleichzeitige Schwellung mehrerer Augenmuskeln beidseits ist typisch für die polymyositische Form der endokrinen Orbitopathie.

63jähriger Mann

Anamnese und klinischer Befund:
Seit 4 Jahren wegen eines Exophthalmus und wegen Motilitätsstörungen mit Diplopie in augenärztlicher Behandlung. Die Befunde sprachen für eine beginnende Orbitopathie. Nach Cortison-Therapie trat ein Glaukom auf – die Orbitabefunde bildeten sich nicht zurück.
Jetzt ausgeprägter Exophthalmus, links stärker als rechts, mit einer Vertikalabweichung des rechten Auges, das nicht mehr gehoben werden kann.

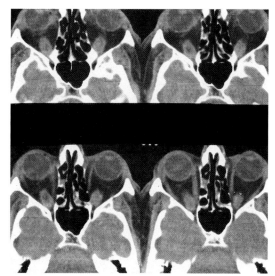

Abb. 50   Abb. 51

CT:
Erhebliche Auftreibung mehrerer Augenmuskeln beidseits, wobei die Muskeln zum Teil ausgedehnte Zonen erniedrigter Dichte aufweisen. Mäßiggradige Schwellung der Pars palpebralis der linken Tränendrüse, die unmittelbar an den geschwollenen oberen Muskelkomplex, insbesondere den m. levator palpebrae, grenzt. Mäßiggradige nasenwärts konvexe Ausbuchtung der lamina papyracea beidseits.

Diagnose:
Länger bestehende endokrine Orbitopathie.

Diskussion:
Die erheblichen Strukturveränderungen des Augenmuskelparenchyms sind Hinweis für eine chronische Muskelinfiltration mit Umbauvorgängen; diese führen zu einer verminderten Dehnbarkeit der Muskeln und damit zu einer erheblichen Bewegungseinschränkung.

Fragen zu pathologischen Augenmuskelveränderungen

1. Die häufigste Ursache von Augenmuskelverdickungen?
2. Welches differentialdiagnostische Kriterium einer Augenmuskelverdickung spricht für die myositische Form des entzündlichen Pseudotumors der Orbita?
3. Welches wichtige CT-Kriterium ist typisch für eine Sinus cavernosus-Fistel?
4. Welche Ursachen für Verdickung **eines** Augenmuskels kennen Sie?
5. Wie unterscheidet man eine Myositis von einer Muskelverdickung durch Metastase?

Antworten:

1. Mono-, oligo- oder polymyositische Form der endokrinen Orbitopathie.
2. Gleichzeitige Verdickung der Muskelsehne.
3. Leichte Schwellung der Augenmuskeln und Verbreiterung der v. ophthalmica superior
4. Endokrine Orbitopathie, myositische Form des Pseudotumor orbitae, Metastase, Lymphom, intramuskuläres Hämatom.
5. Die Metastase infiltriert den Muskel ungleichmäßig.

C. II. Pathologische Veränderungen der Tränendrüse

Akute Dakryoadenitis:
(bakteriell, viral oder als Begleitdakryoadenitis)
Diskrete einseitige Vergrößerung der Tränendrüse.

Abszedierende Dakryoadenitis:
Deutliche einseitige Vergrößerung der Tränendrüse. Zone(n) erniedrigter Dichte mit hyperdensem Randsaum.

Chronische Dakryoadenitis:
Alle Graduierungen einer einseitigen oder beidseitigen Vergrößerung der Tränendrüse.

Dakryoadenitische Form der endokrinen Orbitopathie
Oft diskrete ein- oder beidseitige Vergrößerung der Tränendrüse.
Häufig gleichzeitig Fettgewebshydrops.

Dakryoadenitische Form des Pseudotumor orbitae:
Deutliche einseitige Vergrößerung der Tränendrüse, manchmal mit gleichzeitiger Verdickung der Bulbuswand.

Benigne lymphoide Hyperplasie der Tränendrüse und leukämische Infiltration (am häufigsten Lymphome) der Tränendrüse:
Erhebliche ein- oder beidseitige Vergrößerung der Tränendrüse mit glatter Begrenzung, sich der Bulbuswand anschmiegend.

Mischtumor der Tränendrüse, Tränendrüsen-Carcinom oder Metastase in der Tränendrüse:
Erhebliche Vergrößerung der Tränendrüse
Zonen erniedrigter Dichte
Raumfordernde Wirkung auf die Bulbuswand mit Abflachung der Bulbuswand
(Der Tränendrüsenmischtumor führt wegen seines langsamen Wachstums häufig zu einer **Exkavation** des benachbarten Knochens.
Beim Tränendrüsen-Carcinom kommt es gelegentlich zu **Knochendestruktionen**).

Unregelmäßige Vergrößerungen der Tränendrüsen finden sich außerdem z.B. in Spätstadien entzündlicher Infiltrationen (Sarkoidose, SJÖGREN-Syndrom etc.).
Beim MIKULICZ- und SJÖGREN-Syndrom besteht oft eine gleichzeitige Schwellung der Speicheldrüsen.

In der CT-Diagnostik ist folgende Einteilung sinnvoll:

   I. Einseitige diskrete Vergrößerung der Tränendrüse

  II. Einseitige deutliche Vergrößerung der Tränendrüse

    a) ohne sonstige Veränderung
    b) mit hypodensen Zonen
    c) mit zusätzlichen intra- und periorbitalen Veränderungen

 III. Beidseitige deutliche Vergrößerung der Tränendrüse

    a) ohne zusätzliche Veränderung
    b) mit zusätzlichen intra- und periorbitalen Veränderungen

Zu I.: Eine einseitige diskrete Vergrößerung der Tränendrüse ohne zusätzliche Veränderung findet sich bei:

- der akuten Dakryoadenitis (bakterieller oder viraler Genese oder als Begleitdakryoadenitis) sowie
- bei der dakryoadenitischen Form der endokrinen Orbitopathie.

Die Diagnose ist im Zusammenhang mit der Klinik und Anamnese einfach.

Zu II.: Eine einseitige deutliche Vergrößerung der Tränendrüse kann große differentialdiagnostische Probleme aufwerfen.
DD. kann es sich handeln um:

- chronische Dakryoadenitis,
- dakryoadenitische Form des Pseudotumor orbitae,
- benigne lymphatische Hyperplasie,
- Lymphome,
- Sarkoidose,
- Metastasen,
- Tränendrüsenmischtumor (= pleomorphes Adenom) oder
- Tränendrüsen-Carcinom
  etc.

Die endgültige Diagnose wird durch Biopsie gesichert, (die technisch nicht aufwendig ist).
Unter gar keinen Umständen biopsiert werden dürfen die Mischtumoren (pleomorphe Adenome) und Carcinome der Tränendrüse, da der operativen Radikalentfernung vorausgehende Biopsien die Rezidivrate verdoppeln und die 5-Jahres-Überlebensrate erheblich verschlechtern.

Es gibt Kriterien, die auf einen Tränendrüsenmischtumor oder ein Carcinom hinweisen:

- Zonen erniedrigter Dichte im Tränendrüsenmischtumor
- eine Unterscheidung gegenüber dem Abszeß ist durch den fehlenden hyperdensen Randsaum und durch die Klinik möglich. Die Mischtumoren, die Carcinome und auch die Tränendrüsenmetastasen führen im Gegensatz zu anderen Raumforderungen in der Tränendrüse zu einer Impression des Bulbus. Eine gleichzeitige Infiltration der Periorbita wie bei einer ausgedehnten Entzündung besteht nicht.

Zu III.: *Beidseitige deutliche Vergrößerungen der Tränendrüsen finden sich bei:*
- chronischer Dakryoadenitis, z.B. SJÖGREN-Syndrom,
- benigner lymphoider Hyperplasie,
- Lymphomen und anderen Leukämien,
- dacryoadenitische Form der endokrinen Orbitopathie.

Der Befall beider Tränendrüsen spricht gegen einen Tränendrüsenmischtumor oder ein Tränendrüsen-Carcinom.

Literaturhinweis

FONT, R. L., J. W. GAMEL — Epithelial Tumors of the Lacrimal Gland: An Analysis of 265 Cases. In: Ocular and Adnexal Tumors. F. A. Jakobiec, Editor; Aesculapius Publishing Company, Birmingham, Alabama, USA (1978)

60jährige Frau

Anamnese und klinischer Befund:
Seit 6 Tagen Schmerzen im Bereich des linken Auges.

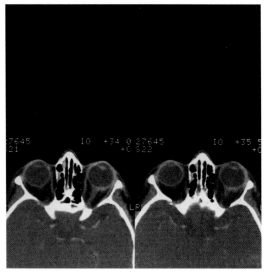

Abb. 52

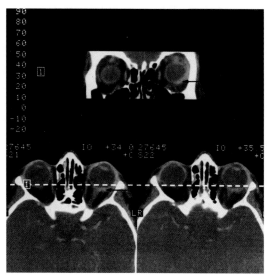

Abb. 53

CT:
Verdickung der Bulbuswand links, Verdickung des Sehnenansatzes des m. obliquus inferior am Bulbus und diskrete Vergrößerung der benachbarten Tränendrüse.

Diagnose:
Tenonitisch-skleritische und diskret dakryoadenitische Form des Pseudotumor orbitae.

Diskussion:
Bei diskreter einseitiger Tränendrüsenvergrößerung spricht die gleichzeitige Verdickung der Bulbuswand und evtl. einer benachbarten Sehne für den entzündlichen Pseudotumor orbitae.

17jährige Frau

Anamnese und klinischer Befund:
Seit ca. 14 Tagen schmerzhafte Schwellung um das linke Auge und eingeschränkte schmerzhafte Beweglichkeit.
Temporale Bindehautinjektion und angedeutet paragraphenförmige Lidschwellung. Verminderte Redressierbarkeit des Bulbus.
Zunahme der Venenstauung und beginnendes Papillenoedem.
Klinisch Verdacht auf Pseudotumor orbitae (antibiotische Therapie ohne Erfolg).

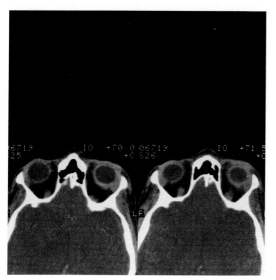

Abb. 54

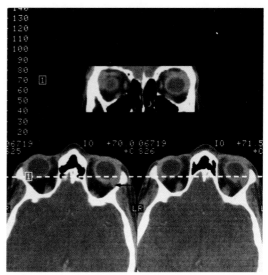

Abb. 55

CT:
Mäßiggradige Verbreiterung der linken Tränendrüse, der Bulbuswand und der Periorbita.

Diagnose:
Skleritisch-tenonitische und dakryoadenitische Form des Pseudotumor orbitae.

Therapie und Verlauf:
Cortison-Stoßtherapie.
Nach 24 Stunden vollständige Rückbildung der klinischen Beschwerden.

Diskussion:
Bei geringer einseitiger Tränendrüsenvergrößerung ist die gleichzeitige Verdickung der Bulbuswand typisch für den entzündlichen Pseudotumor orbitae.

52jähriger Mann

Anamnese und klinischer Befund:
Seit 4 Monaten Oberlidretraktion links, Oberlidschwellung (nicht entzündlich) und Protrusio bulbi sowie zeitweise Doppelbilder.

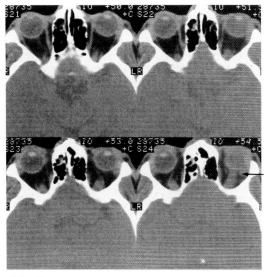

Abb. 56   Abb. 57

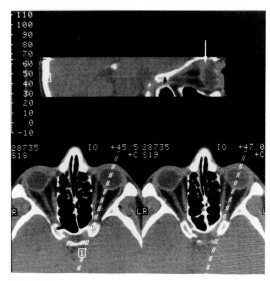

Abb. 58

CT:
Vergrößerung der linken Tränendrüse und Verdickung des oberen Augenmuskelkomplexes im vorderen Bereich (m. levator palpebrae).

Diagnose:
Dakryoadenitische Form der endokrinen Orbitopathie mit Beteiligung des benachbarten oberen Augenmuskelkomplexes.

Verlauf:
Nachweis einer Hyperthyreose.

Diskussion:
Die einseitige Vergrößerung der Tränendrüse kommt auf diesen Bildern deutlich zur Darstellung. Eine Verdickung der Bulbuswand besteht nicht, was mit großer Wahrscheinlichkeit gegen einen entzündlichen Pseudotumor orbitae spricht, während die gleichzeitige Verdickung des oberen Augenmuskelkomplexes (klinisch Oberlidretraktion) auf die endokrine Orbitopathie hinweist, (die in diesem Fall auch erwartungsgemäß nachgewiesen wurde).

56jähriger Mann

Anamnese und klinischer Befund:
Seit 3 Monaten schmerzlose Schwellung im Bereich des linken lateralen Oberlides. Es besteht eine deutliche Vorwölbung der Pars palpebralis der Tränendrüse.

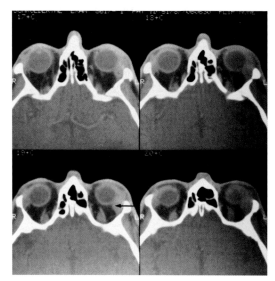

Abb. 59

CT:
Erhebliche einseitige homogene Vergrößerung der Tränendrüse, die sich dem Bulbus dicht anschmiegt, weit nach dorsal reicht und hier konvexbogig begrenzt ist. Gute Abgrenzbarkeit gegenüber dem m. rectus lateralis.

Diagnose:
Verdacht auf chronische Dakryoadenitis.

Verlauf:
Histologie: chronische ausgedehnt narbig sklerosierende Dakryoadenitis. (Da diese Form der Dakryoadenitis durch pathologische Autoimmunphänomene bedingt sein kann, wurde der Patient erneut internistisch untersucht.) Es fand sich kein Anhalt für eine Autoimmunerkrankung. Kein Nachweis von Antikörpern. In der Vorgeschichte keine Einnahme von Betablockern.

Diskussion:
Differentialdiagnostisch muß aufgrund des CT-Bildes auch eine benigne lymphatische Hyperplasie oder ein Lymphom erwogen werden.

22jähriger Mann

Anamnese und klinischer Befund:
Zustand nach Schädelhirntrauma mit Abduzensparalyse beidseits und Okulomotoriusparese rechts. 4 Tage nach Augenmuskeloperation zunehmende schmerzhafte Oberlidschwellung rechts und geringer Exophthalmus rechts. Zunahme der Bindehaut- und Lidschwellung trotz systemischer antibiotischer Therapie.

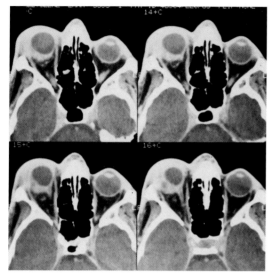

Abb. 60

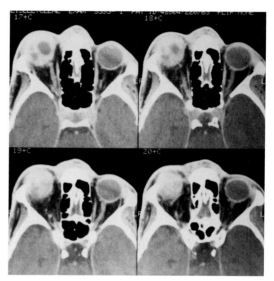

Abb. 61

CT:
Rechts ausgedehnte Verbreiterung der Bulbuswand und des periorbitalen Fettgewebes sowie mäßiggradige Vergrößerung der rechten Tränendrüse mit unterschiedlich großen Zonen erniedrigter Dichte. Keine eindeutige Ausdehnung in den Extraconalraum. Im orbitalen Fett streifige Zonen erhöhter Dichte.

Diagnose:
Orbitale und periorbitale Cellulitis mit Abszedierung im Bereich der Tränendrüse.

Therapie und Verlauf:
Operative Eröffnung des Tenon'schen Raumes und Drainage eines Abszesses.

Postoperativ rascher Rückgang der Symptomatik.

Diskussion:
Da der pathologische Befund nicht auf die Tränendrüse beschränkt ist, sondern auch die Bulbuswand einbezieht, ist vom CT-Bild her ein Tränendrüsentumor oder eine leukämische Infiltration (Lymphom) nicht wahrscheinlich. Der Befund spricht, insbesondere natürlich in Kenntnis der Klinik, für einen akuten entzündlichen Prozeß.

66jährige Frau

Anamnese und klinischer Befund:
Seit 1 Monat Ptosis links sowie Doppelbilder.

Zustand nach Ablatio mammae links vor 6 Jahren. Postoperative Strahlentherapie. Lungenmetastasen und Hautmetastasen bekannt.

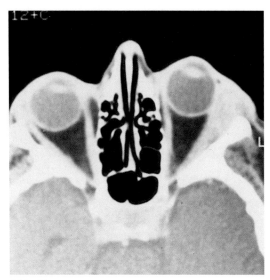
Abb. 62

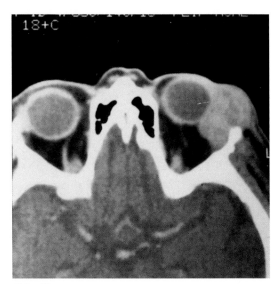
Abb. 63

CT:
Im Bereich der linken Tränendrüse große inhomogene hyperdense, polyzyklisch begrenzte Raumforderung mit Vorwölbung weit nach vorn und dorsal in den Extraconalraum. Der benachbarte Knochen ist nicht destruiert. Der m. rectus lateralis läßt sich noch abgrenzen. Verlagerung des Bulbus nach vorn und medial und Impression der lateralen Bulbuswand.

Diagnose:
Metastase des bekannten Mamma-Carcinoms.

Diskussion:
Aufgrund des CT-Bildes – starke Vergrößerung der Tränendrüse mit Impression der Bulbuswand und Zonen erniedrigter Dichte – muß differentialdiagnostisch ein benigner oder maligner Tränendrüsentumor oder eine Metastase erwogen werden. Die bekannte Anamnese spricht jedoch mit großer Wahrscheinlichkeit für das Vorliegen einer Metastase.

23jährige Frau

Anamnese und klinischer Befund:
Tieferstand des rechten Auges, bereits auf Fotos vor 7 Jahren nachweisbar.
Seit 2 Jahren Exophthalmus vermehrt aufgefallen.

Exophthalmus, keine Schmerzen, keine Doppelbilder. Seit ca. 1 bis 2 Wochen Druck über dem rechten Auge. Vermehrtes Augentränen seit ca. 8 Wochen.

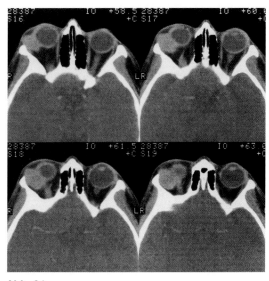

Abb. 64   **Abb. 65**

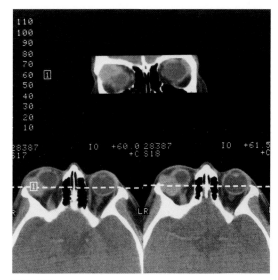

Abb. 66

CT:
Großer glatt begrenzter Tumor im Bereich der rechten Tränendrüse mit geringen zentralen Dichteminderungen. Exkavation des benachbarten Knochens. Keine Knochendestruktion.

Verlagerung der benachbarten Augenmuskeln, Impression der Bulbuswand und Exophthalmus.

DD. am ehesten Tränendrüsenmischtumor.

Therapie und Verlauf:
Laterale Orbitotomie, Entfernung des Tumors und partielle Adenektomie. Belassen wurde ein kleiner Teil der Pars palpebralis. Der Tumor wurde vollständig entfernt, ohne die Kapsel zu zerstören.

Histologie: pleomorphes Adenom (mit zystischen Veränderungen) – gutartiger Tränendrüsenmischtumor.

Diskussion:
Aufgrund des CT-Bildes – starke Vergrößerung der Tränendrüse mit Impression der Bulbuswand und Zonen erniedrigter Dichte – kommen differentialdiagnostisch ein Tränendrüsenmischtumor, ein Tränendrüsen-Carcinom und eine Metastase in Frage. Die Tatsache, daß der Exophthalmus mindestens seit 7 Jahren bekannt ist, spricht mit großer Wahrscheinlichkeit gegen das Vorliegen einer Metastase und eher für das Vorliegen eines lange bestehenden primären Tränendrüsentumors, am ehesten ein pleomorphes Adenom, wobei ein Carcinom (bzw. ein Carcinom im Adenom) nur histologisch sicher ausgeschlossen werden kann.

86jähriger Mann

Anamnese und klinischer Befund:
Tumor in der vorderen Orbita temporal, rechts größer als links. Sarkoidose? Lymphom?

Nach Angaben des Patienten bestehen die Schwellungen im Bereich beider Oberlider seit ca. einem halben Jahr.

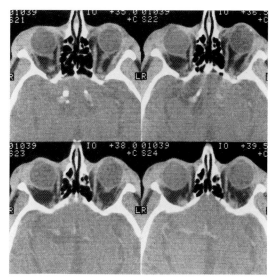

Abb. 67

CT:
Beidseits mäßige Vergrößerung der Tränendrüse, insbesondere der Pars palpebrae.

DD: Lymphom? Chronische Dakryoadenitis?

NB: Längsovale Deformierung beider Bulbi – Achsenmyopie.
Fehlende Linse beidseits – Zustand nach Katarakt-Op.
Punktförmige Zonen erhöhter Dichte im Bereich der Bulbuswand lateral vorn – senile hyaline Plaques.

Verlauf:
Histologie: ungewöhnlich dichte lympho-plasmazelluläre Infiltration mit deutlicher Gewebseosinophilie und zahlreichen Lymphfollikeln. Kein Hinweis auf malignen Tumor. Granulome sind nicht nachweisbar.

Diagnose:
Chronische Dakryoadenitis

Diskussion:
Die Beidseitigkeit der Veränderungen spricht gegen einen primären Tränendrüsen-Tumor oder eine Metastase und für eine Systemerkrankung, wobei eine weitere Differenzierung computertomographisch nicht möglich ist.

72jähriger Mann

Anamnese und klinischer Befund:
Nach Angaben des Patienten seit 1½ Jahren Schwellung im Bereich beider Oberlider.

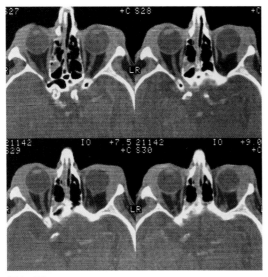

Abb. 68

CT:
Symmetrische starke Vergrößerung beider Tränendrüsen, die sich dem Bulbus dicht anschmiegen. Ausdehnung nach dorsal in den oberen äußeren Extraconalraum. Augenmuskeln gut abgrenzbar.
NB: ausgeprägte Arteriosklerose der A. carotis interna im Siphonbereich beidseits. Partielle Verschattung der Siebbeinzellen.

Weitere Anamnese:
Vor 6 Jahren primäre Strahlentherapie eines malignen Lymphoms des Magens mit vollständiger Rückbildung.

Diagnose:
Lymphom beider Tränendrüsen.

Diskussion:
Aufgrund des CT-Bildes allein läßt sich nicht entscheiden, ob eine chronische Entzündung oder ein Lymphom vorliegen. In Kenntnis der Anamnese ist ein Lymphom jedoch am wahrscheinlichsten.

Fragen zu Tränendrüsenveränderungen

6. Warum dürfen ein pleomorphes Adenom (benigner Mischtumor der Tränendrüse) und ein Tränendrüsen-Carcinom nicht biopsiert, sondern nur radikal operiert werden?
7. Welche CT-Kritieren sprechen für ein Tränendrüsen-Carcinom?
8. Welche CT-Kriterien sprechen für ein pleomorphes Adenom?
9. Welche CT-Kriterien sprechen für ein Lymphom der Tränendrüse?
10. Bei welchen Erkrankungen bestehen einseitige Tränendrüsenvergrößerungen?
11. Bei welchen Erkrankungen bestehen beidseitige Tränendrüsenvergrößerungen?
12. Welche Tränendrüsenveränderungen zeigen im CT Zonen erniedrigter Dichte?
13. Wie kann man einen Abszeß oder eine abszedierende Dakryoadenitis von den Tränendrüsenveränderungen, die ebenfalls Zonen erniedrigter Dichte aufweisen (pleomorphes Adenom und Tränendrüsen-Carcinom), unterscheiden?

Antworten zu Tränendrüsenveränderungen:

6. Nach einer Biopsie verdoppelt sich die Rezidivrate und verschlechtert sich die 5-Jahres-Überlebensrate erheblich.
7. Einseitige erhebliche Vergrößerung der Tränendrüse mit kleinen hypodensen Zonen und Impression der Bulbuswand; evtl. bei fortgeschrittenem Tumor: Knochen-**destruktion** der benachbarten Orbitawand.
8. Einseitige Vergrößerung der Tränendrüse, Zonen erniedrigter Dichte, Impression der Bulbuswand und evtl. **Exkavation** der benachbarten Orbitawand.
9. Homogene ein- oder beidseitige Vergrößerung der Tränendrüse, wobei sich die Raumforderungen den Nachbarstrukturen dicht anschmiegen; eine Unterscheidung gegenüber der benignen lymphatischen Hyperplasie oder der chronischen Dakryoadenitis ist computertomographisch nicht möglich.
Eine Biopsie ist erforderlich.
10. Z.B. bei Dakryoadenitis, Abszeß, pleomorphem Adenom, Tränendrüsen-Carcinom, Lymphom, Sarkoidose, dakryoadenitischer Form des Pseudotumor orbitae und gelegentlich der endokrinen Orbitopathie, Metastase etc.
11. Chronische Dakryoadenitis (z. B. SJÖGREN- und MIKULICZ-Syndrom etc.), dakryoadenitische Form der endokrinen Orbitopathie, benigne lymphatische Hyperplasie, Lymphome und andere leukämische Infiltrate (M. WALDENSTRÖM, Myeloblasten – Leukämie, Histiozytosis X).
12. Cyste, Abszeß, pleomorphes Adenom, Tränendrüsen-Carcinom, evtl. Metastase.
13. **Durch Anamnese und Klinik:** Klinische Zeichen der Entzündung beim Abszeß (Schmerzen, Schwellung, Rötung).

    Schmerzloser Tumor bei pleomorphem Adenom.

    Tränendrüsen-Carcinom häufig schmerzhaft.

C. III. Pathologische Veränderungen außerhalb des Muskeltrichters (außer Tränendrüse)

C. III. 1. Extraconale Raumforderungen ohne Knochenbeteiligung:

(Abb. 69–74)

Prinzipiell kann jede gut- oder bösartige Raumforderung extraconal gelegen sein:

Z.B. Neurinom
Neurofibrom
Hämangiom
Gefäßmißbildung
Meningeom
Hämatom
Myxoides Liposarkom
Lymphome
Metastasen

44jährige Frau

Anamnese und klinischer Befund:
Nach Angaben der Patientin Ptosis links seit ca. 3 Jahren bei sonstiger Beschwerdefreiheit. Jetzt dumpfer Schmerz links medial, der in die Augenbraue ausstrahlt.

Exophthalmus und Ptosis links. Resistenz medial tastbar.

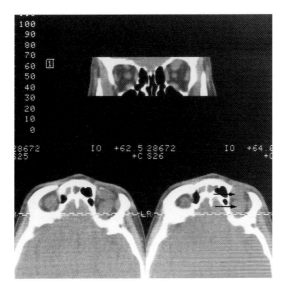

Abb. 69

CT:
Große glatt begrenzte taillierte Raumforderung im oberen Extraconalraum mit Protrusio bulbi und Verlagerung des oberen Augenmuskelkomplexes nach kaudal. Im hinteren Bereich liegt die Raumforderung dem oberen Augenmuskelkomplex direkt an, im vorderen Bereich liegt die Raumforderung mehr medial und reicht bis zur lateralen Stirnhöhlenwand. Es besteht eine diskrete randständige Verkalkung im vorderen Bereich.

Diagnose:
Mit großer Wahrscheinlichkeit gutartige Raumforderung – Gefäßmißbildung? Plexiformes Neurinom?

Therapie und Verlauf:
Tumorexcision: entsprechend der im CT erkennbaren Lokalisation fanden sich in der rechten Augenhöhle zwischen knöchernem Dach und Lidhebermuskel 2 großenteils glasig wirkende rundliche Tumoren, die über einen Hautschnitt etwa 1 cm unterhalb der Augenbraue mikrochirurgisch entfernt wurden. Bei der histologischen Untersuchung erwiesen sich die Tumoren als **Neurofibrome** mit größeren mukoiden Anteilen. Bereits bei der Operation war zu erkennen, daß die Tumoren von Nerven ausgegangen waren: der hintere Tumor war auf ca. 1 cm Länge mit dem Nervus frontalis verwachsen. Es wurde scharf von diesem Nerven abgetrennt.

Obwohl die Kontinuität des n. frontalis erhalten werden konnte, war das entsprechende Versorgungsgebiet (Stirn und vorderer Anteil des behaarten Kopfes) postoperativ völlig anästhetisch. Durch das vordere Neurofibrom zog der n. supratrochlearis. Obwohl dieser Nerv zusammen mit dem Tumor reseziert werden mußte, fand sich postoperativ keine dem Versorgungsgebiet dieses Nerven entsprechende Anästhesie (innerer Lidwinkel).
Die innige Verbindung der Neurofibrome mit sensiblen Nerven erklärt, daß präoperativ beim Betasten Schmerzen angegeben wurden. Die präoperativ vorhandene Ptosis war wahrscheinlich durch die Lageveränderung des Lidhebermuskels bedingt. Bei der Entlassung gute Lidheberfunktion. Die noch vorhandene Teilptosis war durch postoperative Schwellung zu erklären.

Diskussion:
Computertomographisch läßt sich mit großer Wahrscheinlichkeit nur sagen, daß es sich um eine gutartige Veränderung handeln könnte.

Vergleiche Abbildung 70–73, Abbildung 94

28jährige Frau

Anamnese und klinischer Befund:
Seit einer Gravidität vor einem Jahr Hervortreten des linken Auges aufgefallen. Keine Sehverschlechterung, keine Doppelbilder, keine lokalen Beschwerden. Allgemeines Wohlbefinden.

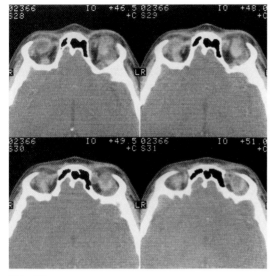

Abb. 70

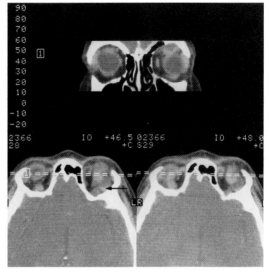

Abb. 71

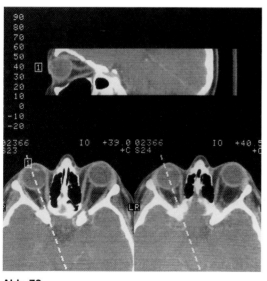

Abb. 72

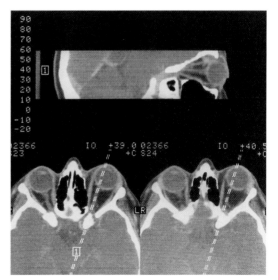

Abb. 73

CT:
Im oberen Extraconalraum mehrere unterschiedlich große Raumforderungen, zum Teil mit zentraler Dichteminderung und hyperdensem Randsaum. Eine Exkavation des benachbarten Knochens erscheint möglich, eine Destruktion besteht nicht.

Diagnose:
Gutartige Raumforderung im oberen Extraconalraum.

Kernspintomographie der Orbita:
Drei unterschiedlich große Raumforderungen nachweisbar.

Therapie und Verlauf:
Nach präoperativer Angiographie Entfernung der Raumforderungen in toto.

Histologie: Neurinom ohne Anhalt für Malignität.

Diskussion:
Computertomographisch läßt sich eine Diagnose nicht stellen. Fehlende Malignitätszeichen sprechen eher für eine gutartige Veränderung – z.B. Gefäßmißbildung, Neurinom.

Vergleiche Abbildung 69 und Abbildung 94

25jährige Frau

Anamnese und klinischer Befund:
Seit 1 Monat zunehmender schmerzloser Exophthalmus rechts. Bis zum Untersuchungszeitpunkt rasche Zunahme des Exophthalmus (7 mm Hertel). Die übrigen ophthalmologischen Befunde sind unauffällig.

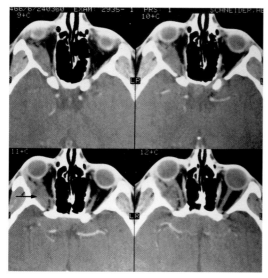

Abb. 74

CT:
Ausgedehnte Zone erhöhter Dichte im Extraconalraum rechts mit Maskierung des m. rectus medialis und Protrusio bulbi. Relativ niedrige Dichtewerte. Die Raumforderung reicht nach vorn bis zur Tränendrüse, die, soweit beurteilbar, nicht infiltriert wird. Vermehrte Venenzeichnung im orbitalen Fett.

Diagnose:
Raumforderung im äußeren Extraconalraum rechts mit Maskierung des m. rectus lateralis.

Therapie und Verlauf:
PE: hoch differenziertes myxoides Liposarkom.

Exenteratio orbitae rechts und Bestrahlung mit einer Gesamtherddosis von 6000 rad. Internistisch unauffälliger Befund ohne Nachweis von Metastasen.

Ein halbes Jahr später kein Hinweis auf lokales Rezidiv. Epithese.

Diskussion:
Computertomographisch läßt sich keine Diagnose stellen.

C. III. 2. Extraconale Raumforderungen mit Knochenbeteiligung:

a) Nicht von NNH-Prozessen ausgehende Veränderungen
- Histiozytosis X – Abbildung 91
- Rhabdomyosarkom
- Metastase eines Neuroblastoms
- Keilbeinflügelmeningeom – Abbildung 87 + 88
- fibröse Dysplasie – Abbildung 86
- Osteomyelitis, subperiostaler Abszeß
- Plasmozytom
- Osteosarkom
- (Knochen)metastasen – Abbildung 89–90
- Dermoidcyste – Abbildung 75–79
- Carcinome

b) Tumoren, die sich aus den Nasennebenhöhlen, der Nasenhaupthöhle oder dem Nasopharynx in die Orbita erstrecken:
- Mucocele
- subperiostale Abszesse
- Carcinome
- Lymphome
- Melanom
- invertiertes Papillom
- Rhabdomyosarkom
- Granulom (z. B. WEGENER'sche Granulomatose)
- Pilzinfektion
  etc.

NNH-Tumoren stellen sich im CT meist homogen dar und wachsen, wenn sie den Knochen destruieren, in die Orbita ein.

Alle Tumoren sind von eingedecktem Sekret in den Nasenhaupthöhlen (verursacht durch eine Blockade der Ostien) zu unterscheiden, da sie im Vergleich zum eingedeckten Sekret hyperdens sind.

Die Computertomographie kann nur die Lokalisation und Ausdehnung der Veränderungen beschreiben, eine Artdiagnose ist nicht möglich.

Die Computertomographie ist für die optimale Biopsieplanung wichtig.

Dermoid- und Epidermoidcysten

(Abb. 75–77, Abb. 78 und Abb. 79)

Dermoide sind die häufigsten **angeborenen** Läsionen der Orbita. Sie machen etwa 1 bis 2% aller Raumforderungen der Orbita aus.

Orbitale Dermoide sind Folge einer Sequestration von Ektoderm in die Suturen der Orbitaknochen. Die häufigste Lokalisation ist der obere äußere Quadrant im Bereich der Sutura frontozygomatica. Durch das relativ langsame Wachstum der Dermoide werden der Knochen exkaviert und benachbarte Strukturen verlagert.

Histologisch hat die **Dermoidcyste** einen gut begrenzten fibrösen Rand und enthält Talgdrüsen, fettigen Inhalt (imponiert daher im CT hypodens), Haarfollikel und Schweißdrüsen.
In **Epidermoidcysten** sind diese Hautanhangsgebilde nicht vorhanden; sie sind mit Plattenepithel ausgekleidete Cysten, angefüllt mit desquamierten cholesterinhaltigen Zellen, so daß sie oft solide erscheinen.

Die **Ruptur** einer Dermoidcyste ist häufig, aber meist klinisch stumm, kann aber zu einer granulomatösen Entzündung oder Verkalkungen führen.

CT:
Bei intraossärem Befall:
Scharf begrenzte cystische Läsion.

Bei intraorbitalem Befall:
Glatt begrenzte Raumforderung, die sich **aus einer Knochennische** nach subcutan oder in den Extraconalraum vorwölbt. Die Dichtewerte können unterschiedlich sein. Wenn in einer Raumforderung Zonen mit der Dichte von Fett nachgewiesen werden, ist dies **pathognomonisch** für Dermoide (etwa $1/3$ der Fälle).
Gelegentlich besteht ein Randsaum. Randverkalkungen sind nahezu pathognomonisch, da andere orbitale Läsionen selten einen verkalkten Randsaum aufweisen. Kein Kontrastmittelenhancement.
(Ein Kontrastmittelenhancement würde auf eine Entzündung oder aber auch auf eine granulomatöse Veränderung nach Ruptur hinweisen.)

Mucocelen:
Mucocelen entstehen durch eine chronische Blockade der Sinusostien; Sekretansammlungen führen zu einer Verschattung und später zu einer Expansion des Sinus, der dann als raumfordernder Prozeß wirkt. Der benachbarte Knochen wird verdünnt und manchmal vollständig aufgebraucht.
Häufigste Lokalisation: Stirnhöhlen und Siebbeinzellen, selten im Bereich der Kieferhöhlen und Keilbeinhöhlen.

Häufige Ursachen der Ostienverlegung: – chronische Entzündungen
– postoperative Narben
– granulomatöse und maligne Tumoren

Bei Infektion einer Mucocele entsteht eine Pyocele.

CT:
Relativ hypodense homogene glatt begrenzte rundliche Raumforderung mit dünner Wand, Exkavation und Verdünnung des benachbarten Knochens. Kein Kontrastenhancement.
(Ein dicker Rand und ein Kontrastenhancement sprechen für eine **Mucopyocele**.)

29jähriger Mann

Anamnese und klinischer Befund:
Akute Visusreduktion links auf 0.1. Fundus ob. Ausfall im Bereich des nasalen oberen Quadranten links.
Verdacht auf Retrobulbärneuritis links.
Therapie: Ultralan.

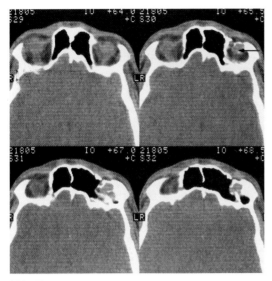

Abb. 75　　　　　　　　　　　　　　　　Abb. 76

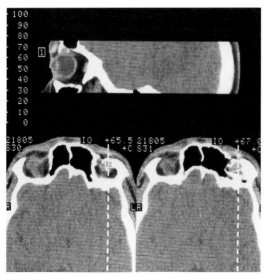

Abb. 77

CT:
Knochenlücke im Bereich des linken Orbitadaches mit kleiner weichteildichter Raumforderung, die sich in die Orbita vorwölbt.

Diagnose:
Dermoidcyste (Zufallsbefund).

Therapie und Verlauf:
Nach Cortison-Therapie Visusbesserung bis 0.5.
Eine Operation des Dermoids erfolgte nicht.

Diskussion:
Aufgrund der Lokalisation im oberen Extraconalraum, sich aus einer Knochennische vorwölbend mit randständigen Verkalkungen, ist der Befund typisch für eine Dermoidcyste; eine weitere Abklärung erscheint daher nicht notwendig.

Die klinische Symptomatik bestand unabhängig von der Dermoidcyste.

47jähriger Mann

Anamnese und klinischer Befund:
Zustand nach Contusio bulbi links durch Tennisball. Verdacht auf Retrobulbärhämatom bei leichter Protrusio bulbi links. Da die Protrusio nach Weichteilabschwellung weiter bestand und bei der Nachuntersuchung ein Bulbustiefstand auffiel, CT wegen Verdacht auf Mucocele (nach Ausschluß einer Orbitabodenfraktur durch konventionelle Röntgenaufnahme).

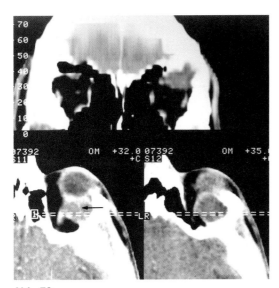

Abb. 78

CT:
Große, glatt begrenzte runde, relativ hypodense, relativ homogene Raumforderung im oberen lateralen Orbitabereich, hervorgehend aus einer tiefen Knochennische des Os frontale. Verlagerung des oberen Augenmuskelkomplexes nach medial und Protrusio bulbi. Die Wand der benachbarten Stirnhöhle ist erhalten.

Diagnose:
Dermoidcyste.

Therapie:
Op.: Entfernung einer Cyste des linken Orbitarandes ohne Beteiligung der Orbitaweichteile mit unscharfer Begrenzung, zum Teil arrodiertem Orbitadach und Infiltration der lateralen Stirnhöhlenwand.

Histologie: Befund vereinbar mit der Diagnose rupturierte Dermoidcyste mit entzündlicher Begleitreaktion.

Diskussion:
Das CT-Bild – Vorwölbung der Raumforderung aus einer tiefen Knochennische in die Orbita – ist typisch für eine Dermoidcyste. Wahrscheinlich ist die Ruptur durch das Tennisballtrauma verursacht.

65jähriger Mann

Anamnese und klinischer Befund:
Seit 30 Jahren sehr langsam zunehmender Exophthalmus links. Vor 3 Jahren Abnahme der Sehschärfe links (Visus rechts 1.0, links 0.1). Protrusio bulbi links (7 mm) mit Tieferstand des linken Auges. Motilitätseinschränkung in allen Richtungen. Afferente Pupillenstörung links, blassere Papille links.
Computertomographischer Nachweis eines intraorbitalen Tumors. Die Operation wird wegen schlechtem Allgemeinzustand zurückgestellt.
Jetzt unklarer Tumor auf der Nasenwurzel. Der ophthalmologische Befund hat sich nicht geändert.

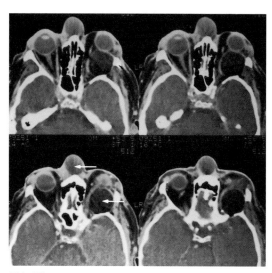

Abb. 79

CT:
Im oberen äußeren Quadranten der linken Orbita sehr große Raumforderung, die umgeben ist von einer hyperdensen Kapsel und zentral ausgedehnte Zonen mit der Dichte von Fett enthält. In der Kapsel einzelne punktförmige Verkalkungen. Die Raumforderung reicht nach vorn bis an die Tränendrüse, die ebenfalls kleine Zonen mit der Dichte von Fett enthält. Verlagerung der benachbarten Muskeln, des Sehnerven und des Bulbus. Zum Teil erhebliche Druckusuren der benachbarten Knochen, insbesondere im Bereich des Keilbeinflügels, der lateralen Orbitawand und weniger auch des Orbitadaches.
Rundliche, der Nasenwurzel symmetrisch aufsitzende glatt begrenzte Raumforderung, die keine Verbindung zum intraorbitalen Tumor aufweist.

Diagnose:
Dermoidcyste der linken Orbita.
Hypodenser, wahrscheinlich gutartiger Tumor im Nasenwurzelbereich.

Verlauf:
Excision des Tumors der Nasenwurzel: infiziertes Atherom.

Diskussion:
Der computertomographische Befund der intraorbitalen Raumforderung – hypodens mit partiell verkalkter Kapsel aus einer Knochennische – ist typisch für eine Dermoidcyste.
Über die Art des Tumors im Bereich der Nasenwurzel läßt sich computertomographisch keine Aussage machen.

38jähriger Mann

Anamnese und klinischer Befund:
CT zum Ausschluß einer Raumforderung der rechten Orbita bei bekannter Gesichtsasymmetrie. Rechtsseitige Schmerzen, Varixknoten? Ophthalmologisch sonst unauffällig. Retropulsion rechts schlechter als links und schmerzhaft.

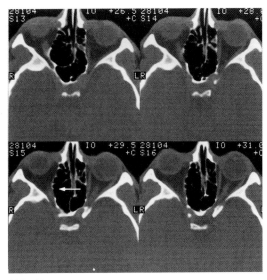

Abb. 80

CT:
Stark ausgeprägte Pneumatisation der rechtsseitigen Siebbeinzellen mit Einengung der rechten Orbita von medial und dadurch bedingtem Exophthalmus.

Diagnose:
Pneumatocele der Siebbeinzellen.

Therapie und Verlauf:
Endonasale Siebbeineröffnung rechts, Fensterung der rechten Kieferhöhle und Verkleinerung der unteren Nasenmuschel zur besseren Ventilation. Intraoperativ fand sich rechts endoskopisch eine durch die bulla ethmoidalis anterior verlegte Passage zum Siebbein. Nach Freilegung stieß man in eine große lufthaltige Höhle im Sinne eines Pneumosinus dilatans. Es ließ sich kein Sekret absaugen.
Seit der Operation keine Schmerzen mehr.

Diskussion:
Das computertomographische Bild ist typisch für eine Pneumatocele.

55jährige Frau

Anamnese und klinischer Befund:
Vor 6 Jahren rechtsseitige Trochlearisparese nach Nasennebenhöhlen-Op., vor 3 Monaten Polypen-Operation.

Jetzt am rechten nasalen Orbitarand eine verschiebliche ca. bohnengroße tumoröse Veränderung tastbar.
Außerdem besteht der Verdacht auf eine Durafistel rechts. Nach Angaben der Patientin sei bei der Kieferhöhlen-Op. 1982 das rechte Auge geschädigt worden; es sei ein ausgedehntes Hämatom aufgetreten, Doppelbilder und eine erhebliche Verdickung im Bereich des Oberlides. Vor ca. 6 Jahren wurde Fettgewebe aus dem rechten Oberlid entfernt. Seit einigen Wochen läuft eine klare Flüssigkeit aus dem rechten Nasenloch.

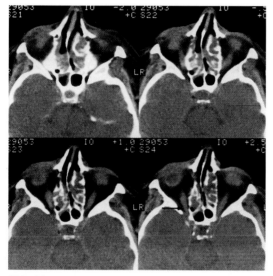

Abb. 81 Abb. 82

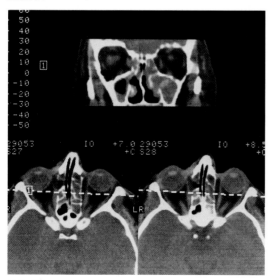

Abb. 83

CT:
Großer Knochendefekt im Bereich der medialen Orbitawand rechts vorn mit Verlagerung des m. rectus medialis nach medial in den Defekt.
Weitere Knochendefekte im Bereich der rechten lamina papyracea dorsal mit Verbindung zur Orbitaspitze und zur vorderen Schädelgrube (Rekonstruktion).
Weichteildichte Zonen in den Siebbeinzellen. Dem tastbaren Knoten im Oberlidbereich rechts entsprechend eine Verbreiterung des Lidgewebes, wobei es sich am ehesten um narbige Veränderungen nach vorangegangenem Hämatom bzw. Operation handelt. Eine Mucocele oder lymphomverdächtige Veränderungen sind nicht nachweisbar.

Diagnose:
Polypöse Sinusitis ethmoidalis.
Postoperative Defekte in der rechten lamina papyracea.

Diskussion:
Die Computertomographie zeigt postoperative Knochendefekte und narbige Veränderungen. Die Hyperostose der Knochen im Bereich der Nasennebenhöhlen spricht für einen chronischen Prozeß, der computertomographisch nicht näher differenziert werden kann (z.B. polypöse Sinusitis, WEGENER'sche Granulomatose etc.).

38jährige Frau

Anamnese und klinischer Befund:
Vor 4 Jahren wegen behinderter Nasenatmung Ausräumung der Siebbeinzellen; dabei intraoperative Perforation der Schädelbasis mit konsekutiver Liquorrhoe.
Vor 3 Jahren angiographischer Nachweis einer (postoperativen?) a.-v.-Veränderung.
Vor 1 Jahr operativer Verschluß der Liquorfistel und gleichzeitig Op. der Gefäßveränderung.
Leichter Höherstand des linken Auges mit Doppelbildern.

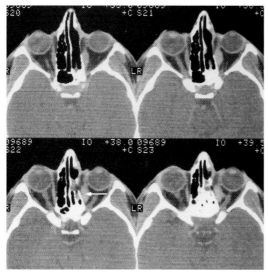

Abb. 84

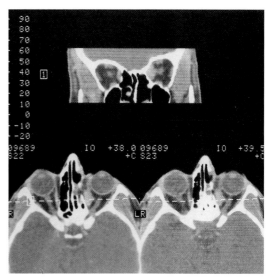

Abb. 85

CT:
Knochendefekt im Bereich der medialen Orbitawand links mit angrenzender hyperdenser Raumforderung, die sich sowohl nasenwärts als auch vor allem in die Orbita hineinstreckt und durch die der m. rectus medialis und der m. obliquus superior verlagert werden. Zustand nach Ausräumung der linken Siebbeinzellen und der oberen Nasenhaupthöhle.

Diagnose:
Residuen der bekannten Gefäßmißbildung.

Diskussion:
Auch ohne Kenntnis der Anamnese würden die postoperativen Defekte erkannt; der Weichteiltumor wäre nicht genauer zu klassifizieren.

27jähriger Mann
Anamnese und klinischer Befund:

Exostose oberhalb der rechten Orbita.
Genese?

Nach Angaben des Patienten besteht die Verdickung im Bereich der rechten Schläfe seit dem 2. Lebensjahr.
Klinisch zeigt sich neben der bekannten Vorwölbung eine Protrusio bulbi. Nach Angaben des Patienten ist das Sehvermögen nicht gestört.

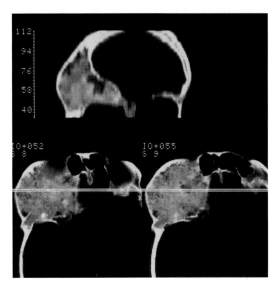

Abb. 86

CT:
Ausgedehnte Volumenzunahme im Bereich des Os frontale und des rechten Keilbeins mit Verlagerung von Orbitadach und lateraler Orbitawand. Die Knochenveränderungen, vorwiegend sklerotische Bezirke neben osteolytischen Bezirken betreffen nur die Spongiosa; sie erscheinen „watteähnlich". Die Kompakta ist vollständig erhalten.

Diagnose:
Fibröse Dysplasie.

Diskussion:
Das computertomographische Bild mit „watteähnlicher" Knochenstruktur ist typisch für die fibröse Dysplasie.

Literaturhinweis

Freyschmidt, J., H. Ostertag   Knochentumoren.
                                    Springer Verlag, ISBN 3-540-17644-6

46jährige Frau

Anamnese und klinischer Befund:
Nach Angaben der Patientin bemerkt sie seit ca. 2 Jahren rezidivierendes Tränen und leichte Schwellung im Bereich des rechten Auges. Die Schwellung des rechten Augenlides habe in den letzten Monaten zugenommen. Keine Sehstörung.

Protrusio bulbi links 4 mm. Teigige Lidschwellung und Auftreibung der Temporalregion.
Z.B. laterales Keilbeinmeningeom, DD. endokrine Orbitopathie.

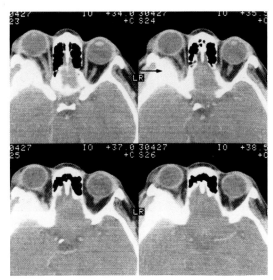

Abb. 87

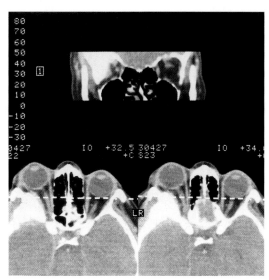

Abb. 88

CT:
Ausgeprägte Hyperostose des großen Keilbeinflügels rechts und der angrenzenden Knochen mit begleitenden weichteildichten Tumoranteilen intrakraniell, intraorbital und im Bereich der Fossa temporalis mit erheblicher Einengung der rechten Orbita und ausgeprägter Protrusio bulbi.

Diagnose:
Ausgedehntes Keilbeinflügelmeningeom.

Therapie und Verlauf:
Op.: vollständige Entfernung des Keilbeinflügelmeningeoms.
Post-op.: weitgehende Rückbildung der Protrusio bulbi.

Diskussion:
Das computertomographische Bild – Hyperostose des Keilbeins mit begleitendem Weichteil-Tumor – ist typisch für das Keilbeinflügelmeningeom.

70jährige Frau

Anamnese und klinischer Befund:
Zustand nach Uterusexstirpation wegen eines Carcinoms.
Amaurose links seit 4 Monaten. Keine Kopfschmerzen.

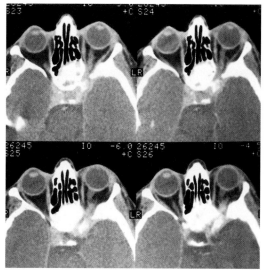
Abb. 89

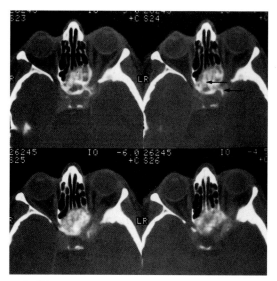
Abb. 90

CT:
Teils osteolytische, vorwiegend osteoplastische Knochenveränderungen im Bereich des Keilbeinkörpers und des linken Keilbeinflügels mit begleitenden Weichteilanteilen mit Ausdehnung in den linken Frontallappen, in die hinteren Siebbeinzellen, links ausgedehnter als rechts und in die linke Orbita mit Protrusio bulbi.

Diagnose:
Keilbeinmetastase mit Ausdehnung in die vordere Schädelgrube links und die linke Orbita.

Diskussion:
Der computertomographische Befund könnte bei oberflächlicher Betrachtung leicht als Keilbeinmeningeom gedeutet werden (Vergleiche Abb. 87 + 88). Jedoch sind im Knochenfenster deutlich Osteolysen sichtbar, die für eine Metastase sprechen.

14jähriger Junge

Anamnese und klinischer Befund:
Vor 1 Monat erstmals Druckschmerzhaftigkeit, Schwellung und Rötung des linken Oberlides. Kein Exophthalmus.

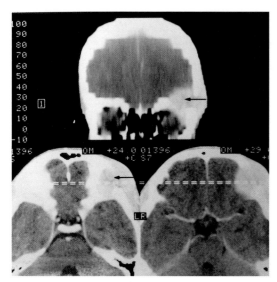

Abb. 91

CT:
Große hyperdense Raumforderung im Bereich des Orbitadaches lateral mit großer glatt begrenzter Knochendestruktion. Geringe Ausbreitung der Raumforderung in den oberen Extraconalraum, den Schläfenbereich und stärker nach intrakraniell in die vordere Schädelgrube.

Diagnose:
Verdacht auf Histiozytosis X.

Therapie und Verlauf:
Operative Entfernung des Tumors durch pterionalen Zugang und Durchführung eines Schnellschnittpräparates. Plastische Deckung des Knochendefektes.
Postoperativ Beschwerdefreiheit.
Histologie: Histiozytosis X (eosinophiles Granulom).

Diskussion:
Das jugendliche Lebensalter des Patienten und der relativ glatt begrenzte Knochendefekt (Stanzdefekt) spricht mit großer Wahrscheinlichkeit für die Histiozytosis X.

Vergleiche Abbildung 196 + 197.

Fragen zu Orbitaerkrankungen des Extraconalraumes mit Knochenbeteiligung

14. Wie kann man ein Dermoid von einer Mucocele unterscheiden?
15. Welches CT-Kriterium (es ist in etwa 1/3 der Fälle vorhanden) ist pathognomonisch für das Dermoid?
16. Welche CT-Kriterien des orbitalen Dermoid's sind
    a. immer vorhanden und
    b. nicht immer gleichzeitig vorhanden?
17. Wenn eine Mucocele im CT nachweisbar ist – wonach muß man suchen?
18. a. Welche raumfordernden Veränderungen in der Orbita enthalten Zonen erniedrigter Dichte mit hyperdensem Randsaum?
    b. Wie kann man sie unterscheiden?
19. Bei einer Knochendestruktion der Orbita im 1. Lebensjahr kommen vor allem welche beiden Diagnosen in Frage?
20. Bei einer Knochendestruktion der Orbita im Kindesalter kommen vor allem welche 4 Erkrankungen in Frage?
21. Wie erkennt man im CT einen Befall des Keilbeinflügels bei fibröser Dysplasie? Morbus Paget? Keilbeinflügelmeningeom? Plasmozytom?

Antworten zu Orbitaerkrankungen des Extraconalraumes mit Knochenbeteiligung:

14. Das Dermoid wölbt sich aus einer Knochennische hervor.
    Die Mucocele wölbt sich aus einer benachbarten Nasennebenhöhle hervor.
15. Zonen mit der Dichte von Fett; (evtl. verkalkter Randsaum).
16. a. Tumor, der sich aus einer Knochennische in den Extraconalraum vorwölbt.
    b. Hypodense Zonen mit hyperdensem Randsaum und evtl. partielle Verkalkung des Randsaumes.
    Zonen mit der Dichte von Fett.
17. Nach der Ursache für die Abflußbehinderung: langsam wachsender Tumor oder chronische Entzündung (z.B. invertiertes Papillom, Carcinom, Sarkoidose).
18. a. Dermoid – Abszeß – pleomorphes Adenom, adenoid-cystisches Tränendrüsen-Carcinom – Metastase.
    b. Durch die übrigen CT-Kriterien und die klinischen Symptome.
    (Versuchen Sie auch die übrigen CT-Kriterien aufzuzählen.)
19. Osteomyelitis, Metastase eines Neuroblastoms.
20. Osteomyelitis, Metastase eines Neuroblastoms, Rhabdomyosarkom, Histiozytosis X.
21. **Fibröse Dysplasie:** Verbreiterung des Knochens aufgrund einer watteartigen Struktur der **Spongiosa** bei Verdünnung der Corticalis.

    Morbus Paget: Verbreiterung des Knochens aufgrund einer inhomogenen (teils knochendichten/teils hypodensen) Struktur der **Kompakta.**

    Plasmozytom: unregelmäßig begrenzte Osteolyse mit Zonen von Weichteildichte.

    Keilbeinflügelmeningeom: ausgeprägte Hyperostose des Knochens mit mäßiggradiger Verbreiterung und (in den meisten Fällen) begleitendem Weichteiltumor.

C. IV. Pathologische Veränderungen innerhalb des Muskeltrichters

Im **Erwachsenenalter** sind die häufigsten im Muskeltrichter (intraconal) gelegenen Raumforderungen:

cavernöses Hämangiom (Abb. 92 und 93, Abb. 102 und 103)
Tumor des Sehnerven (pilozytisches Astrozytom = Opticusgliom, Abb. 117).
Tumor der Opticusscheide (Opticusscheidenmeningeom, Abb. 5–9, 120–122, Abb. 166/167).
Lymphome (Abb. 104–107)
entzündliche Pseudotumoren der Orbita (Abb. 97)
venöse Mißbildungen (Abb. 94)
Metastasen (Abb. 108, 109–112)
Meningeome der Orbitaspitze (Abb. 98–101)

Im **Kindesalter** sind die häufigsten im Muskeltrichter gelegenen Raumforderungen:

pilozytisches Astrozytom („Opticusgliom")
Lymphome
Rhabdomyosarkome (Abb. 95 und 96)

Raumforderungen in der Orbita*spitze:*

siehe Abbildung 98–101, Abbildung 102 und 103, Abbildung 113, Abbildung 168–170, Abbildung 176

***Diffuse* Infiltration**

siehe Abbildung 97, Abbildung 104–107, Abbildung 108, Abbildung 109–112, Abbildung 175, Abbildung 179 und 180, Abbildung 198–201

Cavernöses Hämangiom

Häufigster primärer benigner Orbitatumor im Erwachsenenalter. Operative Entfernung nur erforderlich, wenn der Tumor den Sehnerven komprimiert und zu einem starken Exophthalmus mit kosmetischer Entstellung führt.

Die Tumoren hängen im allgemeinen **nicht** mit größeren Blutgefäßen zusammen, sondern weisen, wenn überhaupt, nur minimale bindegewebige Adhärenzen auf. Sie sind von einer glatten Bindegewebskapsel umgeben und liegen frei im Muskeltrichter (Abb. 92 und 93).

CT:

Rund oder ovalär glatt begrenzt im Muskeltrichter (meist im oberen äußeren Quadranten) gelegen, einen kleinen dreieckigen Raum in der Orbitaspitze freilassend.

Der durch Opticusexkursionen und Muskelbewegungen am wenigsten betroffene Raum innerhalb des Muskeltrichters ist der obere äußere Quadrant, was ihn zu einem bevorzugten Nistplatz beweglicher Tumoren macht.

Tumoren, die sich aufgrund computertomographischer Kriterien nicht vom cavernösen Hämangiom unterscheiden lassen, sind selten und meist benigne.

Kleine direkt in der Orbitaspitze gelegene Hämangiome können computertomographisch von kleinen in der Orbitaspitze gelegenen Meningeomen oder z.B. Schwannomen nicht unterschieden werden (Abb. 98–101, Abb. 102 und 103). Die Unterscheidung von einem Varixknoten kann manchmal schwierig sein.

Die A-Bild-Echographie kann die Diagnose eines kavernösen Hämangioms mit hoher Wahrscheinlichkeit sichern.

Arterio-venöse Gefäßmißbildungen intra- und extraconal, z.T. mit extraorbitaler Ausbreitung.
Siehe Abbildung 84 und 85, Abbildung 94, Abbildung 191 und 192

Literaturhinweis

UNSÖLD, R., W. F. HOYT, T. H. NEWTON
Die computertomographischen Merkmale des kavernösen Hämangioms und ihre Bedeutung für die Differentialdiagnose im Muskeltrichter gelegener Tumoren der Orbita.
Klin. Mbl. Augenheilk. 175 (1979) 773–785

HAGEMANN, J., J. R. HAGEMANN, H. ARNOLD
Varicosis der Orbita im CT.
Fortschr. Röntgenstr. 139, 1 (1983) 91–93

41jährige Frau

Anamnese und klinischer Befund:
Geringe Protrusio bulbi rechts (2–3 mm).

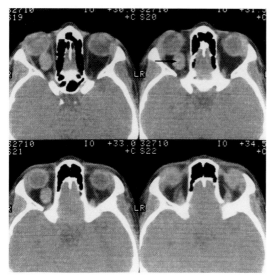

Abb. 92

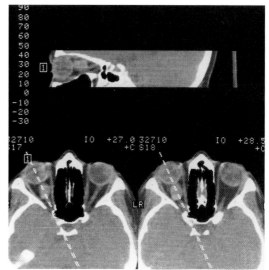

Abb. 93

CT:
Große glatt begrenzte homogene ovaläre Raumforderung in Orbitamitte mit Verlagerung des Sehnerven nach kaudal. Protrusio bulbi.

Diagnose:
Mit großer Sicherheit **cavernöses Hämangiom.**

Diskussion:
Vergleiche Abbildung 94 – Gefäßmißbildung, Abbildung 95 und 96, Rhabdomyosarkom Abbildung 202 und 203, Mammacarcinom-Metastase.

In allen genannten Fällen handelt es sich um **rundliche** intraconale Raumforderungen. Es bestehen aber eindeutige Kriterien, die gegen ein cavernöses Hämangiom sprechen. Bei Abbildung 94, Gefäßmißbildung, sieht man weitere rundliche Raumforderungen. Bei Abbildung 95 und 96, Rhabdomyosarkom, spricht das kindliche Lebensalter gegen ein cavernöses Hämangiom dieser Größe und bei Abbildung 202 und 203 spricht die schnelle Progredienz der Protrusio bulbi innerhalb von 2 Wochen gegen die Diagnose eines cavernösen Hämangioms; außerdem sind anderweitige Metastasen nachweisbar.

15jähriges Mädchen

Anamnese und klinischer Befund:
Seit März 1990 Druckgefühl hinter dem rechten Auge und Schmerzen. Zunehmend Protrusio bulbi. Sternfaltenbildung der Retina mit Konvergenz der Sternfalten zur Makula hin. Chronische Stauungspapille. Visusminderung. Keine eindeutige afferente Störung. VEP o.B. Mechanisch bedingte Bewegungseinschränkung bei Aufblick nach oben und extremem Abblick.
Fluoreszenzangiogramm o.B.

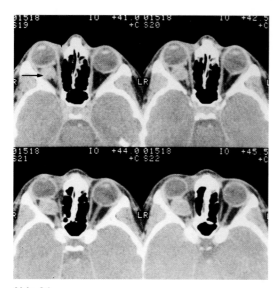

Abb. 94

CT:
In der oberen Orbitahälfte mehr außen gelegen eine große glatt begrenzte oväläre Raumforderung mit Zonen gering erniedrigter Dichte und einer gering hyperdensen Kapsel. Durch die Raumforderung Verlagerung des Sehnerven nach kaudal. Protrusio bulbi und Abflachung des Bulbus von dorsal.
Im inneren Lidwinkel eine weitere relativ hypodense Raumforderung, die über girlandenförmige Zonen mit der größeren Raumforderung in Verbindung stehen.

Diagnose:
Komplexe Gefäßmißbildung.

Therapie und Verlauf:
Punktion der Raumforderung von medial und Teilentleerung von dunklem Blut – „Schokoladencyste" (abgekapselte Blutung).

Diskussion:
Computertomographisch gleicht der Befund fast dem der Abbildung 92 und 93 (Hämangiom), da die kleinere Raumforderung im inneren Lidwinkel und die verbindenden Strukturen leicht übersehen werden. Gerade jedoch die kleinen verbindenden Gefäße erlauben mit großer Wahrscheinlichkeit die Diagnose einer Gefäßmißbildung.

Für eine Gefäßmißbildung spricht, daß mehrere Raumforderungen vorhanden sind, die durch pathologische Gefäße miteinander verbunden werden. Wegen der Hypodensität der vorderen Raumforderung ist es nicht verwunderlich, daß sich bei der Punktion altes Blut entleert aus einer sog. „Schokoladenzyste".

Andererseits könnte es sich bei der intraconalen Raumforderung vorwiegend um ein cavernöses Hämangiom handeln (eine Abklärung ist nicht erfolgt, da nicht notwendig). Vergleiche Abbildung 191 und 192 – dabei handelt es sich ebenfalls um eine Gefäßmißbildung, welche vorwiegend Anteile eines cavernösen Hämangioms enthält.

4 Monate altes Mädchen

Anamnese und klinischer Befund:
Seit 2 Wochen zunehmende Ptosis links. Eingeschränkte Redressierbarkeit des Bulbus.

Ptosis links (Lid nur 2 mm zu öffnen). Pupille rund, mittelweit, prompte Reaktion auf Licht. Venen links etwas gestauter als rechts. Papille beidseits randscharf.

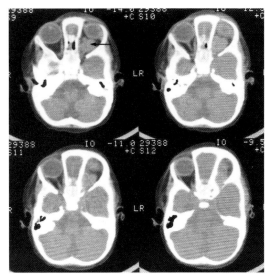

Abb. 95

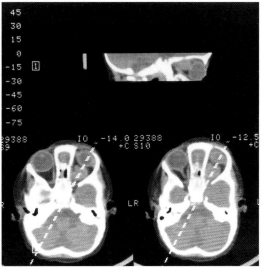

Abb. 96

CT:
Große solide polyzyklisch begrenzte Raumforderung im oberen inneren Intraconalraum links mit Verlagerung des Sehnerven nach kaudal. Bei einer CT-Untersuchung aus anderen Gründen 14 Tage zuvor (allerdings mit dicken Schichten) war dieser Tumor noch nicht nachweisbar.

DD: Rhabdomyosarkom? Metastase eines Neuroblastoms?

Therapie und Verlauf:
Präoperatives Kontroll-CT 1 Woche später: weitere Größenzunahme des Tumors.
Latero-superiore Orbitotomie links: intraoperativ weicher, deutlich vaskularisierter Tumor, der eine breite Infiltration der präformierten Strukturen, vor allem der Muskulatur, erkennen ließ. Auf eine Totalexstirpation mußte verzichtet werden. Im wesentlichen wurde eine Massenreduktion durchgeführt.
Postoperativ weiterhin Bulbushebung nicht möglich.

Histologie: **Rhabdomyosarkom**

Chemotherapie

Diskussion:
Bei einer intraconalen Raumforderung im Kindesalter kommt bei fehlendem Nachweis eines Neuroblastoms vorwiegend ein Rhabdomyosarkom in Frage.
Rhabdomyosarkome können auch an jeder anderen Stelle auftreten – vergleiche Abbildung 135.

26jähriger Mann

Anamnese und klinischer Befund:
Seit 3 Monaten anhaltende stechende Schmerzen im Bereich der rechten Orbita. Zunächst wurde die Verdachtsdiagnose einer Neuritis nervi optici gestellt und kurzfristig mit Cortison behandelt.
Der Patient hatte bei Wiederauftreten der Beschwerden selbständig 10 mg Cortison täglich eingenommen und darunter eine Besserung der Beschwerden bemerkt.

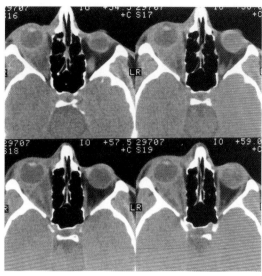

Abb. 97

CT:
Ausgedehnte diffuse Infiltration der rechten Orbita mit Verdickung der Tenon'schen Kapsel, der Tränendrüse und insbesondere auch der Lidgewebe mit ausgeprägtem Exophthalmus und Verlagerung der lamina papyracea nach medial.

DD: mit großer Wahrscheinlichkeit **diffuse Infiltration bei Pseudotumor orbitae.**

Bei Therapieresistenz wäre eine weitere Abklärung zum Ausschluß z.B. eines Lymphoms erforderlich.

Diskussion:
Eine diffuse Infiltration der Orbita findet sich nicht nur beim Pseudotumor orbitae, sondern auch bei einer Orbitaphlegmone, einer diffusen Metastasierung und insbesondere auch bei Lymphomen. Aufgrund der fehlenden entzündlichen Veränderungen und NNH-Befunde scheidet in diesem Fall die Orbitaphlegmone aus. Die vorhandenen Schmerzen sprechen eher gegen ein Lymphom und eine diffuse Metastasierung und am ehesten für einen Pseudotumor orbitae.
Vergleiche Abbildung 104–107 – Lymphom, sowie Abbilung 109–112 – Metastase. In beiden Fällen ist vom CT-Bild alleine eine Unterscheidung zum Pseudotumor orbitae nicht möglich.
Dagegen zeigt Abbildung 108 trotz einer relativ massiven diffusen Infiltration der Orbita nicht den erwarteten Exophthalmus, sondern einen, wenn auch geringen, Enophthalmus. Dieser Befund ist typisch für die Metastase eines scirrhösen Carcinoms.

48jährige Frau

Anamnese und klinischer Befund:
Opticusatrophie links mit erheblichen Gesichtsfeldausfällen und Visusreduktion auf 0.03. Opticuskompression?

Nach Angaben der Patientin besteht eine zunehmende Sehverschlechterung seit ca. 2 Jahren.

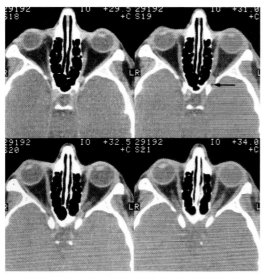

Abb. 98

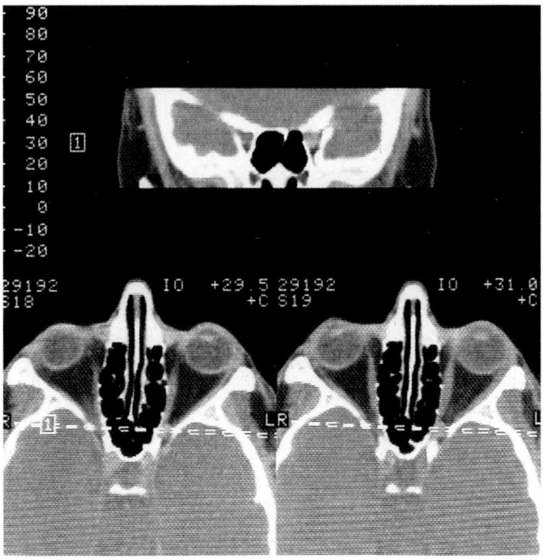

Abb. 99

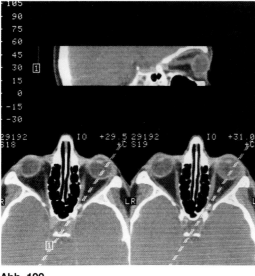

Abb. 100

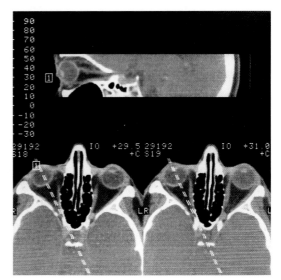

Abb. 101

CT:
Kleine Raumforderung in der linken Orbitaspitze, zwischen Sehnerv und m. rectus inferior.

DD: Meningeom? Hämangiom?

Therapie:
Operation
Histologie: fibrosierendes **Meningeom.**

Diskussion:
Bei einer kleinen Raumforderung in der Orbitaspitze läßt sich computertomographisch nicht unterscheiden, ob es sich um ein kleines Meningeom, Hämangiom, Neurinom oder Neurofribrom handelt; vergleiche eine andere kleine Raumforderung in der Orbitaspitze – Abbildung 102 und 103 –, bei der es sich histologisch um ein cavernöses Hämangiom handelte.

50jährige Frau

Anamnese und klinischer Befund:
Erstmalig vor 6 Monaten Sehminderung rechts, Opticusatrophie und großes Zentralskotom.
CT und Kernspintomographie ergaben den dringenden Hinweis auf das Vorliegen eines Opticustumors rechts.
Vor 3 Monaten osteoplastische Kraniotomie rechts frontal: „im freigelegten Bereich des Nervus opticus fand sich eine grau-rötliche Verfärbung des Nerven, jedoch keinerlei Anhaltspunkt für das Vorliegen einer Raumforderung". Beendigung des Eingriffes als explorative Orbitotomie.

Im postoperativen CT „unverändert suspekter Befund am rechten Nervus opticus".
Erneuter stationärer Aufenthalt 1 Monat später wegen erneuter Visusverschlechterung rechts. Hochdosierte Cortisontherapie.

Jetzt rechts Erkennen von Lichtschein bis Handbewegungen; rechtes Auge in geringer Divergenzstellung abgewichen. Opticusatrophie.

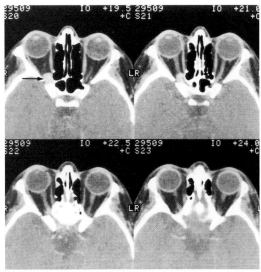

Abb. 102

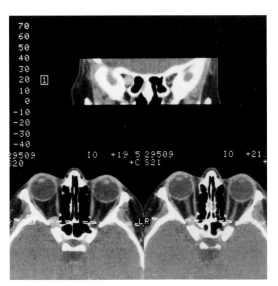

Abb. 103

CT:
Ovaläre Raumforderung in der Orbitaspitze, an deren medialer Seite der Sehnerv als bandförmige Zone erniedrigter Dichte zur Darstellung kommt.

DD: Meningeom? Cavernöses Hämangiom?

Therapie:
Osteoplastische Trepanation über einen pterionalen Zugang mit Tumorentfernung.
Histologie: **cavernöses Hämangiom**

Diskussion:
Der Befund ähnelt dem in Abbildung 98–101. Vom computertomographischen Bild läßt sich nicht entscheiden, ob es sich um ein Meningeom oder cavernöses Hämangiom, ein Neurinom oder Neurofibrom handelt. Vergleiche auch Abbildung 168–170 und 176.

48jährige Frau

Anamnese und klinischer Befund:
Seit 3 Jahren bekannte langsam zunehmende Protrusio bulbi rechts. CT vor 2 Jahren: retrobulbäre Raumforderung im Bereich des Nervus opticus.
Sonographie und Angiographie: Artdiagnose nicht möglich.
Keine Gesichtsfeldeinschränkung, keine Doppelbilder.

Jetzt Zunahme der Protrusio bulbi und leichte Chemosis.
Unauffälliger Papillenbefund. Motilität nicht eingeschränkt, keine Doppelbilder.

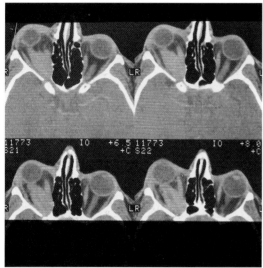

Abb. 104

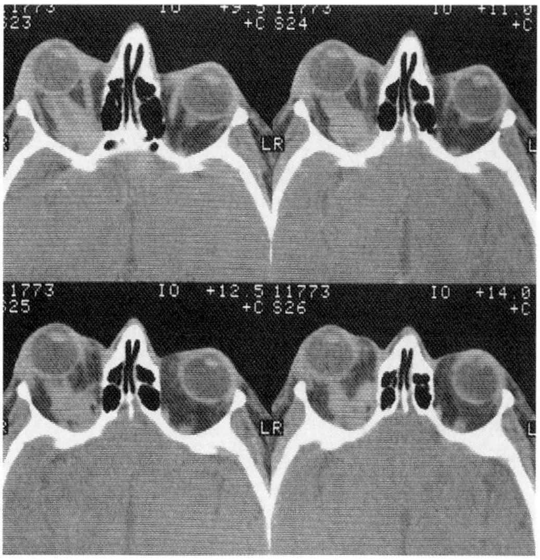

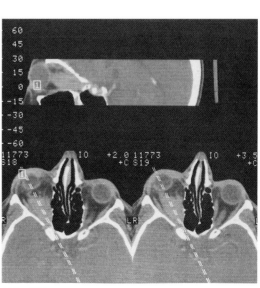

Abb. 105

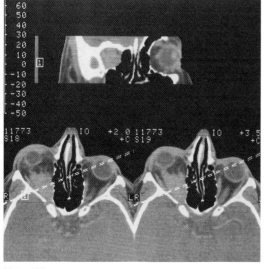

Abb. 106

Abb. 107

CT:
Große intraconale Raumforderung, den Nervus opticus umfassend, der zentral als bandförmige Zone erniedrigter Dichte zur Darstellung kommt. Die Raumforderung reicht von der Orbitaspitze bis zum Bulbus. In den unteren Abschnitten ist sie relativ unregelmäßig begrenzt. Ausgeprägter Exophthalmus.
Ein Einwachsen in den Canalis opticus ist nicht nachweisbar.

DD: Lymphom? Opticusscheidenmeningeom?

Therapie und Verlauf:
Kontroll-CT 1 Jahr später: erhebliche Größenzunahme des Tumors.
Histologie: **Non Hodgkin-Lymphom;** mit hoher Wahrscheinlichkeit lymphoplasmozytoides Immunozytom.

Strahlentherapie der rechten Orbita im Wechsel mit schnellen Elektronen der Energie 20 MeV und Gammabestrahlung bis zu einer Gesamtdosis von 40 Gray. Unter dieser Therapie erhebliche Rückbildung der massiven Protrusio bulbi.
Die CT-Kontrolle 2 Jahre später zeigt eine deutliche Rückbildung der retrobulbären Raumforderung mit noch streifigen Zonen erhöhter Dichte in der Umgebung des Sehnerven. Weitgehende Rückbildung des Exophthalmus.

Diskussion:
Die geringe Funktionsminderung spricht gegen ein Opticusscheidenmeningeom, die relativ rasche Größenzunahme für ein Lymphom.
Vergleiche Abbildung 118 und 119 und Abbildung 120–122 – relativ großes Opticusmeningeom.
Fehlende Schmerzhaftigkeit spricht eher gegen einen Pseudotumor orbitae.

64jährige Frau

Anamnese und klinischer Befund:
Klinisch und röntgenologisch ausgedehntes scirrhöses Mamma-Carcinom links und dringender Verdacht auf intraductales Mamma-Carcinom rechts.
Der Knoten in der linken Brust ist der Patientin seit 7 Jahren bekannt.
Vor 3 Monaten anläßlich einer Grippeerkrankung „Nervenentzündung" des rechten Auges. Seither Ptosis und Rötung des rechten Auges sowie Doppelbilder beim Blick nach rechts und Enophthalmus rechts.

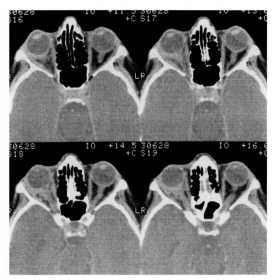

Abb. 108

CT:
Ausgedehnte diffuse Infiltration des rechten Intraconalraumes mit Ummauerung des Bulbus und der Augenmuskeln, Vergrößerung der Tränendrüse sowie Enophthalmus.

Diagnose:
Metastase des bekannten **szirrhösen** Mamma-Carcinoms.

Diskussion:
Da trotz einer ausgedehnten orbitalen Infiltration kein Exophthalmus, sondern ein **Enophthalmus** besteht, ist der computertomographische Befund typisch für die Metastase eines scirrhösen Mamma-Carcinoms.

56jährige Frau

Anamnese und klinischer Befund:
Seit ca. 10 bis 12 Tagen Bewegungsschmerz des linken Auges. Nach Ausgleich der Refraktionsanomalie Sehschärfe für Ferne und Nähe regelrecht. Brechende Medien klar, Augeninnendruck normal. Linke Papille unscharf begrenzt, hyperämisch, prominent. Leichte Bewegungseinschränkung des Bulbus bei Linksblick. Keine Doppelbilder. Exophthalmometer rechts 15 mm, links 16 mm. Linker Bulbus deutlich schwerer zurückdrängbar. Gesichtsfeld rechts regelrecht, links leichte Einschränkung von nasal unten. Zustand nach Ablatio mammae beidseits vor 2 Jahren. Chemotherapie.

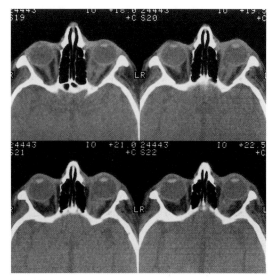
Abb. 109

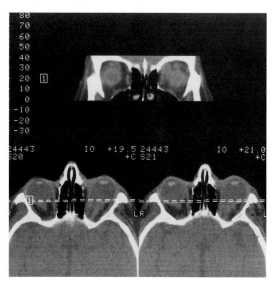
Abb. 110

CT:
Ausgedehnte Zonen erhöhter Dichte im medialen Intraconalraum links mit ungenügender Abgrenzbarkeit des benachbarten m. rectus medialis und m. obliquus superior.

DD: Pseudotumor orbitae mit einer diffusen entzündlichen Infiltration des orbitalen Gewebes oder in Anbetracht der Anamnese (bekanntes Mamma-Carcinom) – **diffuse intraconale Metastasierung.**

Therapie und Verlauf:
CT 3 Monate später (Abb. 111 und 112): erhebliche Zunahme der intraorbitalen Raumforderung vorwiegend medial mit Ummauerung des Sehnerven, der als bandförmige Zone erniedrigter Dichte zur Darstellung kommt.
(Gleichzeitiger Nachweis von Zonen erhöhter Dichte im Bereich der ponto-cerebellären Zisterne sowie der Sulzi, des Kleinhirnwurms und des Kleinhirns, rechts ausgedehnter als links – Metastasierung der Kleinhirnmeningen.)
Nachweis multipler Knochenmetastasen.
Telekobalttherapie. Rückgang des Exophthalmus. Zunahme der Kleinhirnsymptomatik, Exitus.

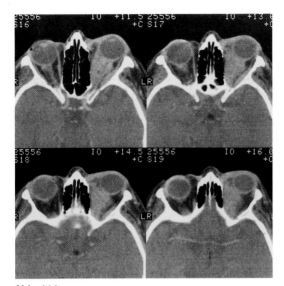

Abb. 111

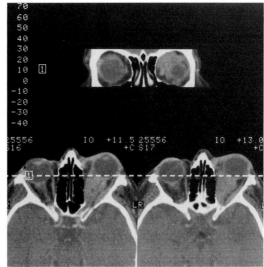

Abb. 112

Diskussion:
Vergleiche Abbildung 97 – Pseudotumor orbitae, Abbildung 104–107 – Lymphom und Abbildung 198–201 – Orbitalphlegmone.
In allen Fällen liegt eine diffuse Infiltration vor. Im Falle der Orbitalphlegmone bestehen jedoch computertomographische Hinweise, die für eine entzündliche Veränderung sprechen, nämlich die massive Beteiligung der Periorbita und die Verschattung der Nasennebenhöhlen; für die Diagnose entscheidend ist jedoch der klinische Befund.

47jährige Frau

Anamnese und klinischer Befund:
Nach Angaben der Patientin ist eine chronische Nasennebenhöhlenentzündung bekannt. Fensterung vor 4 Monaten.
Links Schmerzen und Protrusio, Visus Handbewegung, afferente Pupillenstörung und geringe partielle Opticusatrophie.
Zustand nach Antibiotika- und Cortisontherapie.

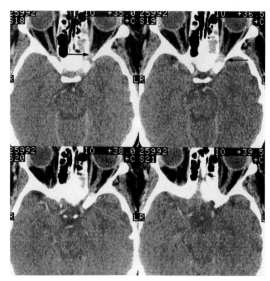

Abb. 113

CT:
(Zustand nach Radikal-Operation beider Kieferhöhlen mit erheblicher Verkleinerung der Kieferhöhlen und Zustand nach Siebbein-Operation beidseits; Zustand nach Keilbeinhöhlenfensterung links – hier nicht abgebildet.)
In den dorsalen Siebbeinzellen links Zone erhöhter Dichte. Hyperostose der benachbarten Lamina papyracea.
In der Orbitaspitze eine kleine weichteildichte Zone, durch die der Sehnerv nach kranial verlagert wird. Die Raumforderung reicht in den Canalis opticus. Durch eine Knochenlücke im Orbitaspitzenbereich steht sie mit den oberen Siebbeinzellen und der Keilbeinhöhle in Verbindung.

DD: granulomatöser Prozeß der Nasennebenhöhlen mit Ausdehnung in die Orbitaspitze – Sarkoidose? WEGENER'sche Granulomatose?

Therapie und Verlauf:
Endoskopie und Biopsie: entzündliches Gewebe mit starker Fibrosierungstendenz. Positive APCA-Reaktion.
Diagnose: WEGENER'sche Granulomatose.
Therapie mit Ultralan und Endoxan: fast völlige Wiederherstellung von Visus und Gesichtsfeld.

Diskussion:
Die Hyperostose der Nasennebenhöhlenwände spricht dafür, daß es sich um einen chronischen gutartigen Nasennebenhöhlenprozeß handelt. Der Nachweis der Knochenlücke legt nahe, daß die Raumforderung in der Orbitaspitze mit dem Nasennebenhöhlenprozeß in Zusammenhang steht. Eine granulomatöse Veränderung ist damit sehr wahrscheinlich.

Vergleiche Abbildung 98–101 – kleines Meningeom in der Orbitaspitze und Abbildung 102 und 103 – kleines cavernöses Hämangiom in der Orbitaspitze.
Bei beiden Raumforderungen besteht kein Nachweis einer Verbindung zu den Nasennebenhöhlen.

C. V. Pathologische Veränderungen des Sehnerven

Pilozytisches Astrozytom = „Opticusgliom".

CT:
Kolbige oder tubuläre Auftreibung des Sehnerven. Kleine Zonen erniedrigter Dichte sind nahezu pathognomonisch.

Vergleiche Abbildung 114–116 und Abbildung 117

Die Opticusgliome können einseitig oder beidseits auftreten und sind auch im Bereich des Chiasma und der gesamten vorderen Sehbahn anzutreffen.
Die Opticusgliome sind gutartig – eine Operation ist daher in der Regel **nicht indiziert.**

Opticusscheidenmeningeom: (Erkrankung der Sehnerven**scheide**)
meist uni-, selten bilateral.

CT:
Homogene tubuläre Verbreiterung der Sehnervenscheide, in der der Sehnerv als bandförmige Zone erniedrigter Dichte zur Darstellung kommt. Gelegentlich Verkalkungen.
Wichtig ist der computertomographische Nachweis oder Ausschluß eines Einwachsens des Opticusscheidenmeningeoms durch den Canalis opticus nach intracraniell (bei intracranieller Ausbreitung wird die Entfernung des intracraniellen Anteiles erforderlich).

Vergleiche Abbildung 5–9, Abbildung 118 und 119, Abbildung 120–122, Abbildung 166–167

Andere Ursachen einer Verbreiterung der Sehnervenscheide:

- Neuritis nervi optici (durch perineurales Ödem)

- Opticusscheidenhämatom (spontan oder traumatisch):
  hyperdense Zone im Bereich der Sehnervenscheide, gegen die sich der Sehnerv hypodens abgrenzt. Kein Kontrastenhancement.

- Perineurale Metastasierung

- Beteiligung der Sehnervenscheide bei granulomatösen Erkrankungen (Sarkoidose, Tuberkulose, Vasculitiden, entzündlicher Pseudotumor orbitae)

- Hirndruckerhöhung z.B. bei Pseudotumor cerebri und chronischen Raumforderungen) durch Erweiterung des Subarachnoidalraumes um den Sehnerven

- gelegentlich sieht man auch als Normalbefund den Sehnerven als bandförmige Zone erniedrigter Dichte innerhalb der Sehnervenscheide

Literaturhinweis

UNSÖLD, R.   Zur computertomographischen Differentialdiagnose der Erkrankungen des Sehnerven.
Graefe's Arch. Clin. Exp. Ophthalmol. 218 (1982) 124–138

Kind

Anamnese und klinischer Befund:
Morbus Recklinghausen. Mäßige Visusminderung und partielle Opticusatrophie beidseits.

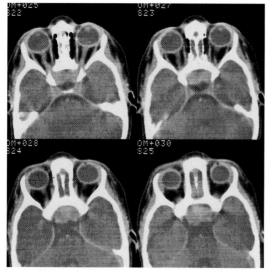

Abb. 114

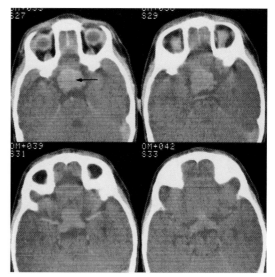

Abb. 115

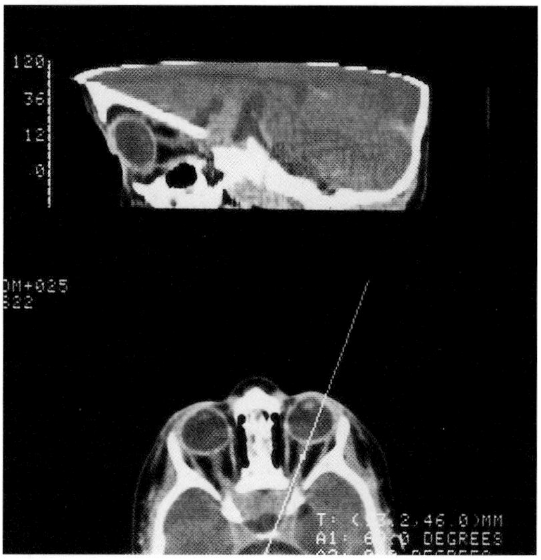

Abb. 116

CT:
Geringe Verbreiterung beider Sehnerven. Sehr starke Verbreiterung des intrakraniellen Anteiles beider Sehnerven, des Chiasma und des Tractus opticus bis fast an das Corpus geniculatum laterale beidseits.

Diagnose:
Pilozytisches Astrozytom (Opticusgliom) der vorderen Sehbahn beidseits.

Diskussion:
Der computertomographische Befund ist typisch für ein pilozytisches Astrozytom der vorderen Sehbahn.

Anamnese und klinischer Befund:
Morbus Recklinghausen.
Visusminderung.

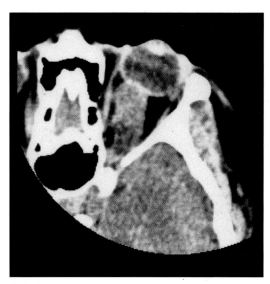

Abb. 117

CT:
Massive Auftreibung des Sehnerven in ganzer Länge mit Zonen erniedrigter Dichte.

Diagnose:
Pilozytisches Astrozytom des Sehnerven („Opticusgliom").

Diskussion:
Die starke Auftreibung des Sehnerven mit Zonen erniedrigter Dichte ist typisch für ein pilozytisches Astrozytom (mit Zonen mukoider Degeneration).

27jährige Frau

Anamnese und klinischer Befund:
Rechts Stauungspapille 5 Dioptrien und Exophthalmus 6 mm.
Aufgrund eines CT's vor einer Woche wurde der Verdacht auf ein Opticusgliom geäußert und die transfrontale Operation empfohlen.

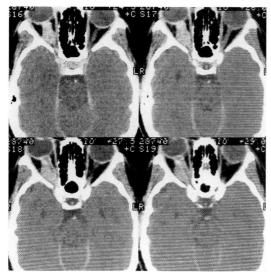

Abb. 118

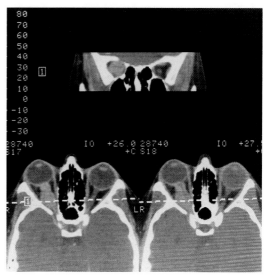

Abb. 119

CT:
Große spindelförmige intraorbitale Raumforderung entlang des Sehnerven, in der dieser als bandförmge Zone erniedrigter Dichte zur Darstellung kommt. Der angrenzende Knochen des Orbitadaches ist verdünnt. Ein Einwachsen der Raumforderung in den Canalis opticus ist nicht nachweisbar.

Diagnose:
Opticusscheidenmeningeom.

Therapie und Verlauf:
Stereotaktische Punktion.
Histologie: Opticusscheidenmeningeom.

Da computertomographisch ein Einwachsen in den Opticuskanal nicht nachweisbar ist, abwartende Haltung und regelmäßige Kontrollen.

Diskussion:
Die spindelförmige glatt begrenzte Verbreiterung der Sehnervenscheide ist typisch für das Opticusscheidenmeningeom. In diesem Fall zeigt die Verdünnung des Orbitadaches, daß die Raumforderung schon länger besteht. Wichtig für das weitere Vorgehen ist die Beurteilung, ob eine intrakranielle Ausbreitung vorliegt.

49jährige Frau

Anamnese und klinischer Befund:
Seit 3 Monaten rechts unscharfes Sehen, Visus 0.8, geringer Exophthalmus und beginnende Stauungspapille.

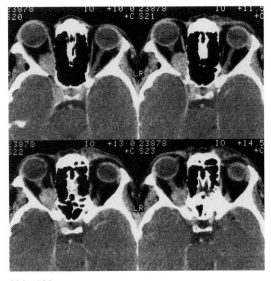

Abb. 120   Abb. 121

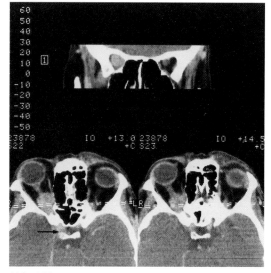

Abb. 122

CT:
Im dorsalen Drittel des Orbitatrichters glatt begrenzte hyperdense Raumforderung, die den Sehnerven symmetrisch umgibt und in der der Sehnerv als zarte hypodense Zone zur Darstellung kommt. Ausdehnung der Raumforderung durch den nicht erweiterten Canalis opticus nach intrakraniell in die supraselläre Zisterne, erkennbar an der Zone erhöhter Dichte dorsal des vorderen Clinoidfortsatzes.

Diagnose:
Opticusscheidenmeningeom mit intrakranieller Ausbreitung.

Therapie und Verlauf:
Stereotaktische Punktion.
Histologie: Opticusscheidenmeningeom

Rechts pterionale osteoplastische Trepanation und Entfernung des intrakraniellen Anteiles des Opticusscheidenmeningeoms: „Um den Opticus findet sich ein relativ flacher Rasen eines Meningeoms", der entlang der Tentoriumfalte und: „bis nahe zum Opticus der Gegenseite reicht. Tumoranteil zwischen Opticus und A. carotis interna im Bereich der sehr dicken A. ophthalmica."

Diskussion:
Der CT-Befund ist typisch für ein Opticusscheidenmeningeom. Wichtig ist der Nachweis der intrakraniellen Ausbreitung, da diese eine Operation erforderlich macht.
Vgl. Abbildung 5–9 tubuläres Opticusscheidenmeningeom mit intrakranieller Ausbreitung, Abbildung 118 und 119 Opticusscheidenmeningeom ohne nachweisbare intrakranielle Ausbreitung und Abbildung 104–107 intraorbitales Lymphom.

1jähriger Junge

Anamnese und klinischer Befund:
Schlechtes Sehen und Pendelnystagmus. Opticuskolobome beidseits.

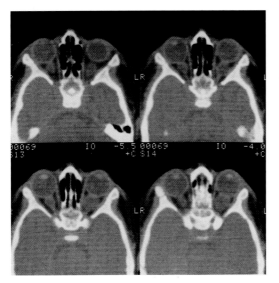

Abb. 123

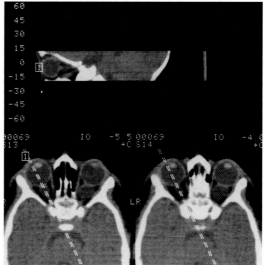

Abb. 124

CT:
Im retrobulbären Bereich beider Sehnerven, beginnend im Bereich des Sehnervenkopfes erhebliche spindelförmige Auftreibung mit zentraler Dichteminderung, links ausgeprägter als rechts. Rechts besteht eine geringgradige hintere Vorwölbung des Bulbus. In diesem Bereich glaubt man eine membranfreie Defektstelle erkennen zu können. Links ist die hintere Ausstülpung des Bulbus weniger deutlich und eine Defektstelle nicht eindeutig nachweisbar.

Diagnose:
Sehnervenkolobome beidseits.

Diskussion:
Die spindelförmige Dilatation der retrobulbären Sehnervenabschnitte bei Nachweis einer Defektstelle an der hinteren Bulbuswand spricht für Opticuskolobome. Ein pilozytisches Astrozytom (Opticusgliom) ist angesichts des fundoskopischen Befundes unwahrscheinlich. Im Vergleich zu einer Voruntersuchung vor 3 Monaten war keine Befundänderung nachweisbar.

34jähriger Mann

Anamnese und klinischer Befund:
Turricephalus. Chronische Cephalgien mit beidseitiger Opticusatrophie, links mehr als rechts, mit konzentrischer Gesichtsfeldeinschränkung beidseits. Computertomographischer und kernspintomographischer Nachweis verdickter Nervi optici beidseits unklarer Ätiologie.

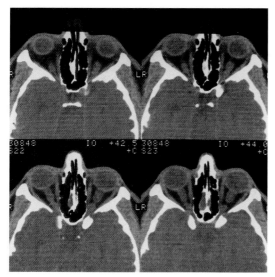

Abb. 125

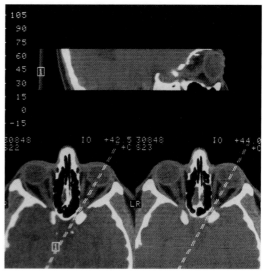

Abb. 126

CT:
Bei bekanntem Turricephalus längsovale Konfiguration beider knöcherner Orbitae mit steil nach dorsal abfallendem Orbitadach. Der sog. Sehnervenschatten ist verdickt und stark geschlängelt, wodurch auf den axialen Schichtbildern eine Unterbrechung des Sehnerven vorgetäuscht wird. Die Verbreiterung des Sehnervenschattens beruht auf bandförmigen Zonen erniedrigter Dichte, die den Sehnerven zu umgeben scheinen, ohne daß eine Verdickung der Sehnervenscheide nachweisbar ist.

Diagnose:
Bandförmige Dichteminderung innerhalb der Sehnervenscheiden beidseits, am ehesten durch Erweiterung des Subarachnoidalraumes.

Therapie und Verlauf:
Fensterung des Sehnerven: der Liquor steht unter Druck.

Diskussion:
Die relativ gleichmäßige bandförmige Dichteminderung innerhalb der Sehnervenscheide spricht am ehesten für eine Erweiterung des Subarachnoidalraumes, möglicherweise als Folge einer früheren Hirndruckerhöhung, da im Computertomogramm ein intracranieller raumfordernder Prozeß nicht nachweisbar ist.
Vgl. Abbildung 38 und 39, wo eine scheinbare Segmentierung des Sehnerven ebenfalls vorgetäuscht wird.

Fragen zu pathologischen Veränderungen im Bereich des Sehnerven

22. Wie heißt die korrekte histologische Bezeichnung des „Opticuglioms"?
23. Bei welcher Erkrankung tritt das Opticusgliom gehäuft auf?
24. CT-Bild des pilozytischen Astrozytoms des Sehnerven?
25. Gibt es im Bereich der pilozytischen Astrozytome Verkalkungen?
26. Computertomographisches Bild des Opticusscheidenmeningeoms?
27. Welche Ursachen einer bandförmigen Darstellung des Sehnerven in der meist nicht verdickten Sehnervenscheide kennen Sie?

Antworten zu pathologischen Veränderungen im Bereich des Sehnerven:

22. Pilozytisches Astrozytom.
23. Neurofibromatose (M. Recklinghausen).
24. Kolbige oder tubuläre Auftreibung des Sehnerven mit Zonen erniedrigter Dichte.
25. Fast nie.
26. Tubuläre (hyperdense) Verbreiterung der Sehnervenscheide, in der der Sehnerv als **bandförmige** Zone erniedrigter Dichte zur Darstellung kommt.
27. Verbreiterung des perineuralen Raumes als Normalbefund. Erweiterung des perineuralen Raumes bei erhöhtem Hirndruck.

C. VI. Pathologische Veränderungen der V. ophthalmica superior

Sinus cavernosus-Fistel

AV-Fistel der A. carotis interna im Sinus cavernosus und durale AV-Fistel.

Typische klinische Symptome: Exophthalmus, episklerale Venenstauung, Augendruckerhöhung, gelegentlich Paresen der Hirnnerven III, IV und VI.

Typischer CT-Befund: Verbreiterung der v. ophthalmica superior und des Sinus cavernosus sowie Verbreiterung der Augenmuskeln (nicht immer nachweisbar).

Thrombose der V. ophthalmica superior

Bei Thrombosierung der v. ophthalmica superior ist das Lumen hypodens.

Vergleiche Abbildung 127

60jähriger Mann

Anamnese und klinischer Befund:
Links Exophthalmus, Chemosis, periorbitale Schwellung und Rötung sowie partielle Hirnnervenparesen.
Respiratorischer Infekt mit hohem Fieber.

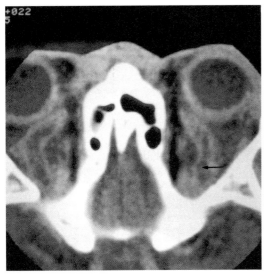

Abb. 127

CT:
Massive Erweiterung der v. ophthalmica superior beidseits mit hypodensem Lumen.

Diagnose:
Thrombose der v. ophthalmica superior.

Diskussion:
Der CT-Befund ist typisch für eine Thrombose der v. ophthalmica superior. In diesem Fall besteht die Thrombose im Rahmen einer beidseitigen septischen Sinus cavernosus-Thrombose bei respiratorischem Infekt.

C. VII. Pathologische Veränderungen des Bulbus oculi

Verformungen des Bulbus

Achsenmyopie:
Ovaläre Verformung des Bulbus durch Verlängerung der Längsachse. Bei hochgradiger Verformung kommt es zu einer Verdünnung des dorsalen Wandabschnittes (Staphyloma posterior).

Literaturhinweis

SWAYNE, L. C., W. B. GARFINKLE, R. H. BENNETT	CT of posterior ocular staphyloma in axial Myopia. Neuroradiology 26 (1984) 241–243

Buphthalmus:
Allseitige Vergrößerung des Bulbus als Folge eines angeborenen Glaukoms.

Kolobom:
Angeborene Hemmungsmißbildung durch unvollständigen Schluß der Augenbecherspalte, am häufigsten im Bereich des Sehnervenkopfes.

Literaturhinweis

IRNBERGER, TH.	Computertomographische Diagnose eines kongenitalen Opticuskoloboms. Fortschr. Röntgenstr. 143, 1 (1985) 112–113

Anophthalmus/Mikrophthalmus: (angeboren)
Kein bzw. kleiner Bulbus.

Phthisis bulbi: (posttraumatisch, postinfektiös)
Das Auge ist klein (geschrumpft), deformiert und enthält Verkalkungen.

Literaturhinweis

OSBORNE, D. R., G. N. FOULKS	Computed Tomographic Analysis of Deformity and Dimensional Changes in the Eyeball. Radiology 153 (1984) 669–674

42jährige Frau

Anamnese und klinischer Befund:
Brillenträgerin seit dem 4. Lebensjahr. Seit 2 Jahren Lichtempfindlichkeit links. Seit einigen Monaten seitlich des linken Auges „brennendes Gefühl".

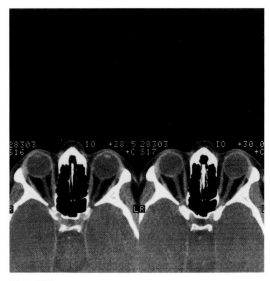

Abb. 128

CT:
Verlängerung der Bulbusachse links.

Diagnose:
Achsenmyopie.

Diskussion:
Typischer Befund.

Intraoculäre Raumforderungen im Kindesalter

Literaturhinweis

UNSÖLD, R.　　　　　　　　　　CT-Orbitadiagnostik im Kindesalter. Die Augenerkrankungen im Kindesalter. Hauptreferate der XX. Essener Fortbildung für Augenärzte. Otto-Erich Lund (Theo N. Waubke, Hrsg.).
F. Enke Verlag, Stuttgart (1985)

Das **Retinoblastom** ist der häufigste primäre maligne intraokulare Tumor im Kindesalter (ein- oder beidseitig (30%)).

CT:
Intraokuläre Raumforderung im hinteren Anteil des Bulbus mit grobschollige Verkalkungen (80%). Gelegentlich Ausdehnung nach vorn und extraokular.

Morbus Coats:
Gefäßanomalie der Retina mit Exsudation in den subretinalen Raum und Ablösung der Retina. Die Gefäßveränderungen sind wahrscheinlich von Geburt an vorhanden. Symptome entstehen erst bei Ablösung der Retina mit Visusverlust. Wie beim Retinoblastom besteht ebenfalls oft eine Leukokorie, so daß die klinische Differentialdiagnose schwierig ist.

CT:
Die abgehobene Netzhaut kommt als hyperdenser Randsaum gegenüber dem (fettigen subretinalen) hypodensen Exsudat zur Darstellung (**keine** Verkalkungen).

Literaturhinweis

SHERMAN, J. L., I. W. McLEAN,　　Coats' Disease: CT-Pathologic Correlation in Two Cases.
D. R. BRALLIER　　　　　　　　　Radiology 146 (1983) 77–78

Retinopathia praematurorum führt in fortgeschrittenen Fällen zur Phthisis bulbi. Der Bulbus ist dann **klein,** deformiert und enthält Verkalkungen.

Toxocara canis

Vorwiegend bei Kindern, die in engem Kontakt mit Hunden und Katzen leben. Die Larve von Toxocariasis wandert durch den Körper.
Wenn eine wandernde Larve im Auge stirbt, kommt es zu einer reaktiven Entzündung, die zu einer Trübung des Glaskörpers und zu einer Ablösung der Retina führen kann.

CT:
In fortgeschrittenen Fällen diffuse hyperdense Zone, die den größten Teil des Bulbus ausfüllt (diffuse Endophthalmitis mit Ablösung der Netzhaut).

(Vom CT-Bild allein ist die Differentialdiagnose zum Retinoblastom und zum M. Coats schwierig.)

Literaturhinweis

EDWARDS, M. G., G. R. PORDELL　　Ocular Toxocariasis Studied by CT Scanning.
Radiology 157 (1985) 685–686

21 Monate alter Junge

Anamnese und klinischer Befund:
Anläßlich eines stationären Aufenthaltes fällt eine massive Sehbehinderung auf, das Kind orientiert sich nach akustischen Reizen.
Ophthalmologische Untersuchung: rechts hochgradige Amotio mit sekundären Einlagerungen von harten Exsudaten.
Links Einblick durch Katarakt etwas behindert, ebenfalls Amotio hochblasig bis an die Linsenfläche.

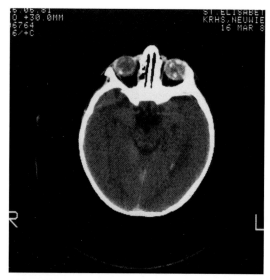

Abb. 129

CT:
Inhomogene Zonen erhöhter Dichte in beiden Bulbi mit zahlreichen Verkalkungen, links stärker als rechts.

Diagnose:
In erster Linie Retinoblastom.

DD: Narbenformen schwerer okulärer Läsionen wie z.B. retrolentale Fibroplasie.

Therapie:
Enukleation beidseits.

Histologie: **Retinoblastom beidseits.**

Intraoculare Raumforderungen beim Erwachsenen

Netzhaut- oder Chorioidalablösung (nach Trauma, bei Entzündungen, nach operativen Eingriffen).

CT:
Zonen erniedrigter oder erhöhter Dichte mit nach medial konvexbogiger Begrenzung.

Literaturhinweis
MAFEE, M. F., G. A. PEYMAN — Chorioidal Detachment and Ocular Hypotonie: CT Evaluation.
Radiology 153 (1984) 697–703

Intraoculares Melanom

CT:
Hyperdense scharf begrenzte Raumforderung.

Literaturhinweis
MAFEE, M. F., G. A. PEYMAN, J. E. GRISOLANO et al. — Malignant Uveal Melanoma and Simulating Lesions: MR Imaging Evaluation.
Radiology 160 (1986) 773–780

Intraokulare Metastasen

CT:
meist am hinteren Pol lokalisiert.

Intraokulare Verkalkungen und Verkalkungen der Bulbuswand

- Retinoblastom
- Retinopathia praematurorum
- Chorioidales Hämangiom
- Phthisis bulbi

- Chorioidales Osteom (= Aderhautosteom)
- Drusenpapille (Abb. 130)
- Senile hyaline Plaques der Sklera (Abb. 131)

Aderhautosteom:
Meist juxtapapillär im Bereich der Aderhaut gelegener gutartiger Tumor.

CT:
Schalenförmige Verkalkung der hinteren Bulbuswand.

Literaturhinweis
GÜLDEN, J. W., G. OTTO, M. REISER — Diagnose und Differentialdiagnose des Aderhautosteoms unter besonderer Berücksichtigung des CT.
Röntgenpraxis 43 (1990) 393–396

Drusenpapille:
Kalziumhaltige hyaline Einschlüsse im Bereich der Papille. Zwischen dem 10. und 20. Lebensjahr wandern die Drusen an die Papillenoberfläche und werden dann ophthalmoskopisch nachweisbar als Pseudopapillenödem – DD muß daher eine Stauungspapille ausgeschlossen werden. In einigen Fällen führen die Drusenpapillen zu Gesichtsfeldveränderungen und Visusverlust.

CT:
In (ca. 75%) bilaterale **punkt**förmige oder lineare Verkalkungen im Papillenbereich.
Der CT-Befund ist typisch und mit anderen Erkrankungen kaum zu verwechseln.

Literaturhinweis

IRNBERGER, TH. Zur Diagnose und Differentialdiagnose der Drusenpapille unter besonderer Berücksichtigung der Computertomographie.
Fortschr. Röntgenstr. 141, 2 (1984) 136–139

24jähriger Mann

Anamnese und klinischer Befund:
Rechts Quadrantenausfall nasal unten, Papillenprominenz mit partieller Atrophie.
Links Befund wesentlich geringer.
Drusenpapillen? Opticusscheidenmeningeom?
Nach Angaben des Patienten erfolgte im 3. Lebensjahr eine Schieloperation links; die
Sehschärfe beträgt links noch 50%.

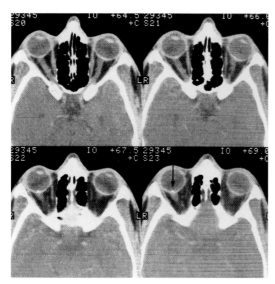

Abb. 130

CT:
Punktförmige kalkdichte Zone im Papillenbereich beidseits.

Diagnose:
Drusenpapille beidseits.

Diskussion:
Typischer CT-Befund.
(Gesichtsfeldausfälle bei Drusenpapillen sind in der Regel durch Verschlüsse kleiner
Gefäße bedingt.)

58jähriger Mann

Anamnese und Klinik:
Computertomographische Untersuchung wegen einer schmerzlosen Schwellung der Tränendrüse des anderen Auges.

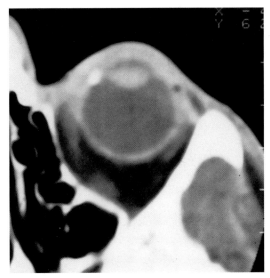

Abb. 131

CT:
(Zufallsbefund)
Punktförmige Zone erhöhter Dichte im Bereich der medialen vorderen Bulbuswand (beidseits).

Diagnose:
Senile hyaline Plaques der Sklera.

Diskussion:
Typischer Befund.

Verdickung der Bulbuswand

- Diffuse Episkleritis
  (rezidivierend auftretende Entzündung der Sklera; eine Ursache läßt sich zumeist nicht finden).

Literaturhinweis

HELMBERGER, TH., R. SCHMITT, V. WUTTKE
CT-Diagnose einer diffusen Episkleritis.
Fortschr. Röntgenstr. 151, 6 (1989) 752–753

- Skleritis-Tenonitis im Rahmen des Pseudotumor orbitae, von Kollagenosen und als paraneoplastisches Syndrom.

Postoperative Veränderungen des Bulbus

- Fehlende Linse bei Zustand nach Katarakt-Op.

- Fehlender Bulbus bei Zustand nach Enukleation.

- Augenprothese.

- Siliconcerclage (zur Behandlung chorioidaler oder retinaler Ablösungen).

  CT:
  Je eine punktförmige hyperdense Zone im Bereich der Bulbuswand; evtl. Taillierung des Bulbus durch das Band.

- Siliconschwammplombe

  CT:
  Hypodens

- postoperative Phthisis

Literaturhinweis

MÖDDER, U., F. E. ZANELLA, B. KIRCHHOF
Computertomographie der Orbita. Teil II Iatrogene Veränderungen.
Fortschr. Röntgenstr. 142, 6 (1985) 675–678

88jähriger Mann

Anamnese und klinischer Befund:
Zustand nach Katarakt-Operation beidseits.
Rechts schlechter Visus, links nahezu blind.

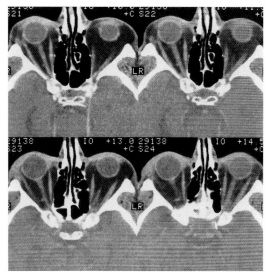

Abb. 132

CT:
Fehlende Linse beidseits bei Zustand nach Katarakt-Operation.
Nb.: großer orbitaler Fettkörper beidseits.

Diskussion:
In diesem Fall ist der Fettkörper sehr groß, ohne daß klinisch irgendein Anhalt auf das Vorliegen einer endokrinen Orbitopathie besteht. Dieser Fall zeigt deutlich, wie unterschiedlich ausgeprägt der orbitale Fettkörper sein kann.

Fragen zu Bulbusveränderungen

28. Welches ist der häufigste intraoculare Tumor im Kleinkindesalter?
29. Differentialdiagnose der Verkalkungen im Bereich des Bulbus?
30. Retinoblastom und Morbus Coats sind klinisch schwer zu unterscheiden. Welche Unterscheidungskriterien gibt es im CT?
31. Differentialdiagnose der intraocularen Raumforderungen im Kindesalter?
32. Intraoculare Raumforderungen beim Erwachsenen?

Anworten zu Bulbusveränderungen

28. Retinoblastom
29. – Retinoblastom (grobschollige Verkalkung in einem intraoculären Tumor)
    – Retinopathia praematurorum
    – Phthisis bulbi (Verkalkungen in einem klein-deformierten Bulbus)
    – Zustand nach persistierendem primären Glaskörper
    – Chorioidales Hämangiom
    – Chorioidales Osteom (Aderhautosteom, zirkuläre Verkalkung der Bulbuswand)
    – Drusenpapille (punktförmig im Bereich des Sehnervenkopfes)
    – Senile hyaline Plaques
30. Verkalkungen beim Retinoblastom
    Intraorbile Raumforderung mit hyperdensem Randsaum bei M. Coats
    (ohne Verkalkungen)
31. – Retinoblastom
    – M. Coats
    – Defektzustände schwerer oculärer Läsionen
32. – Netzhaut- oder Chorioidalablösung
       (nach Trauma, bei Entzündungen, nach operativen Eingriffen)
    – intraoculäres Melanom
    – intraoculäre Metastase

C. VIII. Pathologische Veränderungen im Bereich der Lider

Häufige Raumforderungen im Bereich der Lider sind:

- gutartig: z.B. Retentionszysten, Neurinome (bei M. Recklinghausen), Fremdkörpergranulome.
- maligne: Carcinome, Lymphome, Rhabdomyosarkome, Metastasen.
- entzündlich: z.B. im Rahmen einer Phlegmone, Begleitentzündungen beim entzündlichen Pseudotumor, der endokrinen Orbitopathie etc.

8jähriges Mädchen

Anamnese und klinischer Befund:
Seit 2 Tagen Rötung, Schwellung, Schmerzen und Überwärmung im Bereich der linken Periorbita.

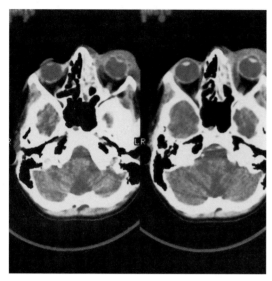

Abb. 133

CT:
Zonen erhöhter Dichte im Bereich der Siebbeinzellen links mit partieller Destruktion der Lamina papyracea. Zonen erhöhter Dichte im benachbarten medialen Extraconalraum mit Verlagerung des m. rectus medialis. Erhebliche Weichteilschwellung im Bereich der Lider. (Hier nicht abgebildet Verschattung auch der linken Kieferhöhle.)

Diagnose:
Eitrige Sinusitis mit subperiostalem Abszeß und Weichteilphlegmone.

Therapie und Verlauf:
Endonasale Siebbeineröffnung und Kieferhöhlenfensterung.

Kontroll-CT 14 Tage später: vollständige Rückbildung der Weichteilveränderungen und des subperiostalen Abszesses.

Diskussion:
Verschattung der Nasennebenhöhlen bei gleichzeitiger Infiltration des orbitalen Fettkörpers sowie die typische Klinik sprechen für eine akute entzündliche Veränderung.
Insbesondere bei Nachweis einer Knochendestruktion muß unbedingt nach einem subperiostalen Abszeß gesucht werden.

Vergleiche Abbildung 165 und Abbildung 173.
Vergleiche Abbildung 60 und 61, Abbildung 97 und Abbildung 198–201.

66jähriger Mann

Anamnese und klinischer Befund:
Vor 9 Jahren Nachbestrahlung eines Lymphoms am Zungengrund. In den folgenden Jahren Lymphome im Hilusbereich, an der Ellenbeuge und am Brustbein.
Seit 2 Jahren Tumor der tarsalen Bindehaut des linken Oberlides.

Jetzt 2 mm Protrusio links, Ptosis und hyperämisches wurstförmiges Infiltrat unter der Bindehaut des Oberlides.

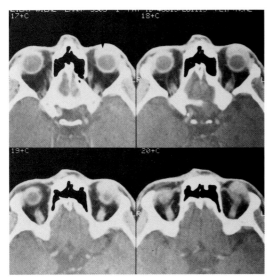

Abb. 134

CT:
Sichelförmige homogene glatt begrenzte Raumforderung im Bereich des Oberlides, die sich dem Bulbus anschmiegt. Die Raumforderung reicht dicht an die Tränendrüse, die nicht eindeutig vergrößert ist.

Diagnose:
Verdacht auf Lymphom.

Verlauf:
PE: Non Hodgkin-Lymphom vom anaplastischen zentrozytischen Typ (großzellig).

Diskussion:
Veränderungen im Bereich der Lider sprechen am ehesten für ein Lymphom, wenn die Raumforderung relativ gleichmäßig ausgebildet ist und sich den benachbarten Strukturen, in diesem Fall dem Bulbus, anschmiegt.

8jähriger Junge

Anamnese und klinischer Befund:
Seit 4 Wochen kontinuierlich zunehmende Oberlidschwellung und Rötung links, zunächst als Folge eines Insektenstiches gedeutet.

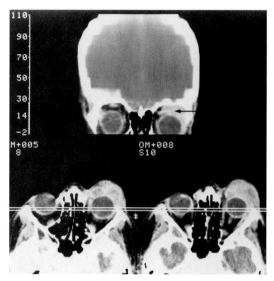

Abb. 135

CT:
Im Bereich des linken Oberlides und der linken Tränendrüse monströse Raumforderung, die sich dem Bulbus dicht anschmiegt und Zonen gering erniedrigter Dichte enthält. Intraorbital reicht die Raumforderung bis zum hinteren Bulbusdrittel. Eine Destruktion des benachbarten Knochens besteht nicht.

Diagnose:
Verdacht auf malignen Tumor – Rhabdomyosarkom? Lymphom?

Verlauf:
PE: embryonales Rhabdomyosarkom.

Diskussion:
Die monströse Raumforderung im Lidbereich, die sich dem Bulbus weich anschmiegt, könnte durchaus einem Lymphom entsprechen. Da es sich in diesem Fall um ein Kind handelt, ist die Verdachtsdiagnose Rhabdomyosarkom statistisch gesehen wahrscheinlicher.

C. IX. Pathologische Veränderungen bei orbitalen Traumen

Bei guten anatomischen Kenntnissen sind Frakturen leicht erkennbar, Orbitabodenfrakturen besonders gut auf coronalen und parasagittalen Rekonstruktionen.
Zusätzlich ist zu achten auf:

>Periostale Hämatome und herniierte Weichteile,
>intra- und extraokuläre Blutungen,
>Läsionen der Augenlinse und des Glaskörpers, Netzhautablösung

>Ein Orbitaemphysem entsteht zu 90% durch Fraktur
>der medialen Wand und des Orbitabodens.

Weichteileinklemmung in einem Frakturspalt: operative Revision indiziert.
Intramuskuläres Hämatom: keine akuten therapeutischen Maßnahmen.
Enophthalmus: Folge einer Impression der Siebbeinzellen zur Nase hin mit Vergrößerung des Orbitavolumens oder durch dislozierte Orbitabodenfraktur.

Besonders ist auf Frakturen des **Canalis opticus** zu achten wegen der Möglichkeit einer Sehnervenkompression durch Knochenfragmente, subperiostale Hämatome oder Ödeme des Sehnerven und dadurch bedingtem Funktionsverlust, der evtl. einer operativen Entlastung bedarf.
Es ist zu achten auf gleichzeitig vorhandene:

>andere Gesichtsschädelfrakturen (Nasennebenhöhlen und Jochbeinbogen),
>epi- oder subdurale Hämatome,
>intracerebrale Blutungen oder intrakranielle Luftansammlungen.

Literaturhinweis

UNSÖLD, R.   Die Bedeutung der Computer-Tomographie für die Diagnose orbitaler Traumen.
Fortschr. Ophthalmol. 81 (1984) 579–582

27jähriger Mann

Anamnese und klinischer Befund:
Der Patient erlitt vor 5 Tagen einen Schlag auf das linke Auge.

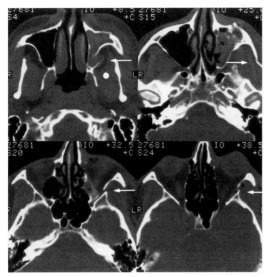

Abb. 136

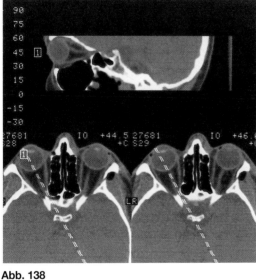

Abb. 137

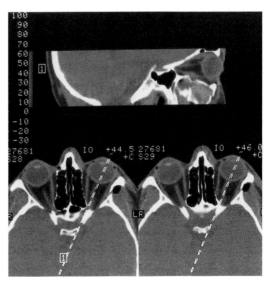

Abb. 138   Abb. 139

CT:
Ausgedehnte Frakturen der linken Kieferhöhle und Impressionsfraktur des linken Jochbeinbogens.
Dislozierte Fraktur der linken lateralen Orbitawand.
Fraktur des linken Orbitabodens ohne wesentliche Dislokation.
Keine Einklemmung des unteren Augenmuskelkomplexes.

Intraorbitale Fremdkörper

Erfaßbarkeit der Fremdkörper abhängig von Größe und Dichte.
(cave: Holz hat sehr niedrige Dichtewerte – +11 HE bis –658 HE – und kann daher mit Gasansammlung verwechselt werden).

Literaturhinweis

MYLLYLÄ, V., J. PYKTINEN, M. PÄIVÄNSALO et al.
CT detection and location of intraorbital foreign bodies.
Fortschr. Röntgenstr. 146, 6 (1987) 639–643

41jähriger Patient

Autounfall vor 6 Monaten mit Schädelhirntrauma und multiplen Gesichtsschädelfrakturen und Schädelbasisfrakturen.
Ventrikeldrainage wegen eines posttraumatischen Hydrocephalus internus.
Jetzt: hirnorganisches Psychosyndrom.
Hochgradige Sehminderung links.

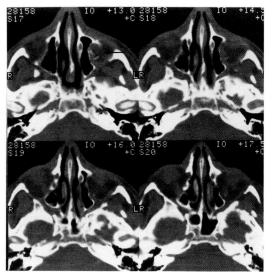

Abb. 140

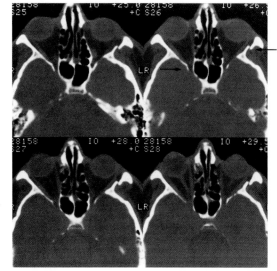

Abb. 141

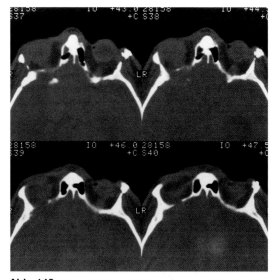

Abb. 142

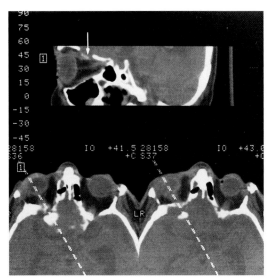

Abb. 143

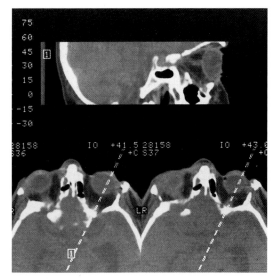

Abb. 144   Abb. 145

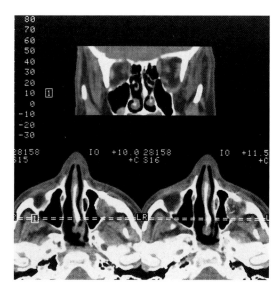

Abb. 146

CT:
Rechts: Fraktur der lateralen Orbitawand dorsal im Bereich des großen Keilbeinflügels. Dislozierte Fraktur des rechten Orbitadaches mit Absenkung eines Fragmentes in die Orbita.
Links: (Mehrfachfraktur der Kieferhöhle und dislozierte Fraktur des linken Jochbeinbogens). Mehrfachfrakturen der lateralen Orbitawand links. Fraktur des linken Orbitabodens mit erheblicher Absenkung in die linke Kieferhöhle und Enophthalmus.

38jähriger Mann

Anamnese und klinischer Befund:
Autounfall vor 6 Wochen (Patient war angeschnallt) mit schwerstem Schädelhirntrauma. Operation der Gesichtsschädelfrakturen 10 Tage später.
Seit dem Unfall besteht eine Amaurosis rechts und eine zunehmende Visusminderung links (Fingerzählen möglich). Kanalfraktur?

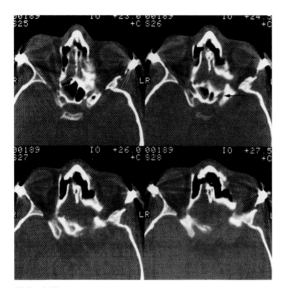

Abb. 147

CT:
Multiple Frakturen und Osteosynthesematerial.
Dislozierte Fraktur des linken Canalis opticus mit erheblicher Einengung des Kanals.

Therapie und Verlauf:
8$^1/_2$ Wochen nach Trauma bei inzwischen vollständiger Amaurose linksseitige pterionale osteoplastische Trepanation, Dekompression des Opticuskanals und Lösen von ausgeprägten arachnoidalen Verwachsungen, die ebenfalls einen Einengungs- bzw. Kompressionseffekt hatten.
Postoperativ deutliche Verbesserung des Sehvermögens links – der Patient kann sich wieder allein orientieren und ist mit einer entsprechenden vergrößernden Sehhilfe imstande, größere Zeitungsschriften zu lesen.

C. X. Anhang

Computertomographische Veränderungen bei klinisch wichtigen Orbitaerkrankungen

1. Endokrine Orbitopathie
2. Entzündlicher Pseudotumor der Orbita
3. Lymphome der Orbita
4. Metastasen der Orbita
5. Infektion der Orbita
6. Ursachen eines Pseudoexophthalmus
7. Ursachen eines Enophthalmus

X. 1. Endokrine Orbitopathie (Graves' disease)

Unspezifische Entzündung orbitaler Gewebe in Verbindung mit einer vorangegangenen, gleichzeitigen oder nachfolgenden Funktionsstörung der Schilddrüse (Hyperthyreose).
Im CT lassen sich verschiedene Befundmuster unterscheiden:

1. Fettgewebshydrops, Abbildung 158–160, Abbildung 162–164
2. dakryoadenitische Form, Abbildung 148
3. Mono- bzw. pauci-myositische Form, Abbildung 44–46, Abbildung 149–151, Abbildung 152–155 und Abbildung 193–195
4. polymyositische Form, Abbildung 156 und 157, Abbildung 158–160, Abbildung 161 und Abbildung 186–190

Fettgewebshydrops
Eine Volumenzunahme des intraorbitalen Fettkörpers führt zu einer Vorwölbung des Septum orbitale.

Differentialdiagnose:

– auch normalerweise ist ein voluminöser intraorbitaler Fettkörper nicht ungewöhnlich.

– bei Steroid-Therapie

Dakryoadenitische Form
Geringe bis mäßiggradige Vergrößerung der Tränendrüsen, manchmal asymmetrisch ausgebildet. Gleichzeitig besteht gelegentlich auch eine Volumenzunahme des orbitalen Fettes ohne Schwellung der Augenmuskeln.
Wegen der engen topographischen Lage von Tränendrüse und vorderen Anteilen des m. levator palpebrae kommt es häufig zu einer entzündlichen Infiltration des m. levator palpebrae mit Oberlidretraktion, die bei fibrotischer Umwandlung des Muskels permanent weiterbestehen kann.

Differentialdiagnose:

– vgl. ein- oder beidseitige geringe Tränendrüsenvergrößerung.

mono- bzw. pauci-myositische Form
Schwellung eines oder weniger Augenmuskeln, häufig des m. rectus inferior (inferior rectus muscle-syndrom) (Doppelbilder) oder Schwellung des m. levator palpebrae (Lidretraktion).

DD:

– myositische Form des Pseudotumor orbitae, der jedoch eher den m. rectus medialis und lateralis betrifft und insbesondere die Sehnen.

– Neoplastische Infiltration, die den Muskel weniger homogen erfaßt.

polymositische Form
Unterschiedlich ausgeprägte Schwellung mehrerer bzw. aller Augenmuskeln. Bei sehr starker Schwellung kann es kommen zu:

> Eindellung der Lamina papyracea, die sich nasenwärts ausbeult (coca-cola-bottle-sign)

> Kompression des Sehnerven in der Orbitaspitze, die zu einer Entlastungsoperation zwingen kann.

Bei älteren endokrinen Orbitopathien finden sich häufig Zonen erniedrigter Dichte im Muskelparenchym, die auf das Vorliegen von Zonen fettiger Degeneration oder Fibrose hinweisen (dadurch ist weniger die Kontraktion des Muskels, als die Relaxation beeinträchtigt). Abbildung 50 und 51.

Literaturhinweis

UNSÖLD, R., CH. OSTERTAG, T. H. NEWTON
Zur Differentialdiagnose endokriner Orbitopathien und entzündlicher Pseudotumoren der Orbita. Computertomographie-Befunde.
Klin. Mbl. Augenheilk. 177 (1980) 31–47

UNSÖLD, R.
Radiologische Befunde bei Exophthalmus. Neuroophthalmologie. Hauptreferate der XXVIII. Essener Fortbildung für Augenärzte. Herausgegeben von O.-E. Lund und Th. N. Waubke.
F. Enke Verlag, Stuttgart (1993)

28jährige Frau

Anamnese und klinischer Befund:
Vor 2 Monaten Hyperthyreose mit beginnender Orbitopathie. Cortison-Therapie. Orbitasymptomatik rückläufig.

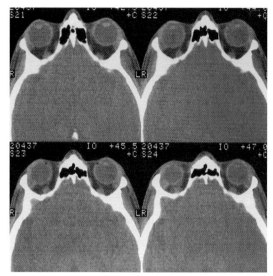

Abb. 148

CT:
Geringe symmetrische Vergrößerung beider Tränendrüsen.

Diagnose:
Dakryoadenitische Form der endokrinen Orbitopathie.

Diskussion:
Bei beidseitiger geringer Vergrößerung der Tränendrüse ist es sehr schwierig zu entscheiden, ob bereits eine Vergrößerung vorliegt oder ob es sich noch um einen Normalbefund handelt, da das Volumen der Drüse stark variiert.

49jährige Frau

Anamnese und klinischer Befund:
Seit 6 Monaten klinische Zeichen der Hyperthyreose und starke Oberlidretraktion links.
Nuklearmedizinische Untersuchung: Hyperthyreose.
Therapie mit Carbimazol.

Seit 1 Monat Euthyreose.

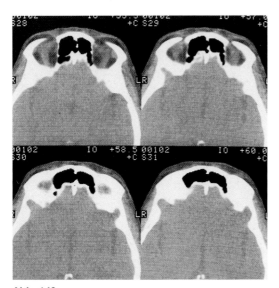

Abb. 149

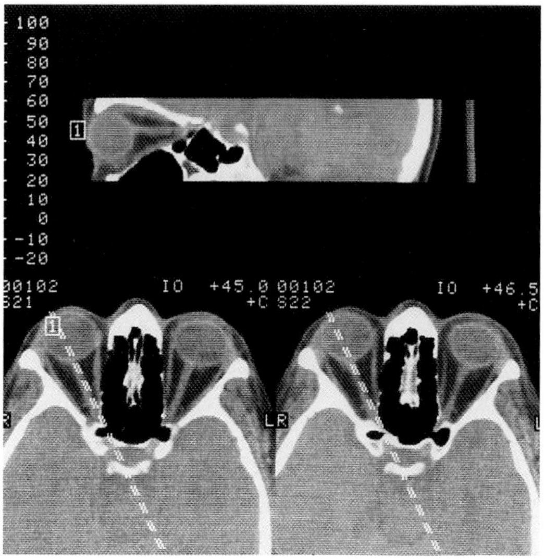

Abb. 150

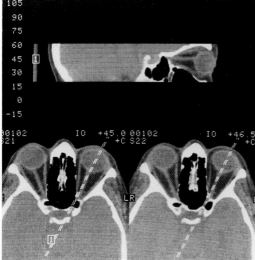

Abb. 151

CT:
Geringe Verdickung des m. levator palpebrae links.

Diagnose:
Monomyositische Form der endokrinen Orbitopathie.

Verlauf:
Subtotale Strumaresektion beidseits.

Histologie: Struma diffusa parenchymatosa mit Hinweisen für einen erhöhten Metabolismus. Zusätzlich gering entzündliche Reaktion. Das Vollbild einer Basedow-Struma liegt nicht vor.
Kein Antikörpernachweis.

Diskussion:
Die Verbreiterung des m. levator palpebrae links ist auf den axialen CT-Bildern kaum nachweisbar. Selbst in der parasagittalen Rekonstruktion könnte der Befund leicht übersehen werden, falls nicht wegen der bekannten Oberlidretraktion gezielt danach gesucht würde.

Vergleiche Abbildung 152–155 und Abbildung 193–195.

Trotz auffallender klinischer Symptomatik – Oberlidretraktion – kann der CT-Befund diskret sein.

76jährige Frau

Anamnese und klinischer Befund:

Seit 1 Monat Doppelbildwahrnehmung und relativ rasche Protrusio bulbi links mit Oberlidretraktion. Euthyreose.

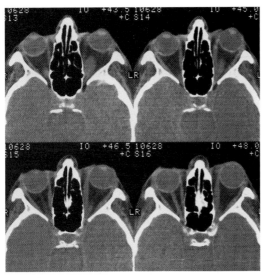

Abb. 152

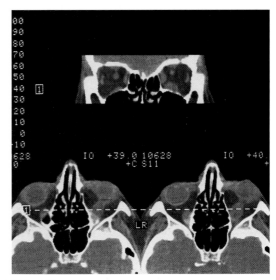

Abb. 153

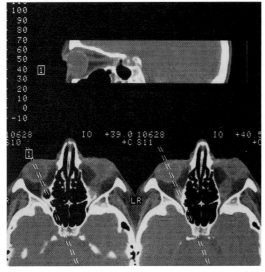

Abb. 154

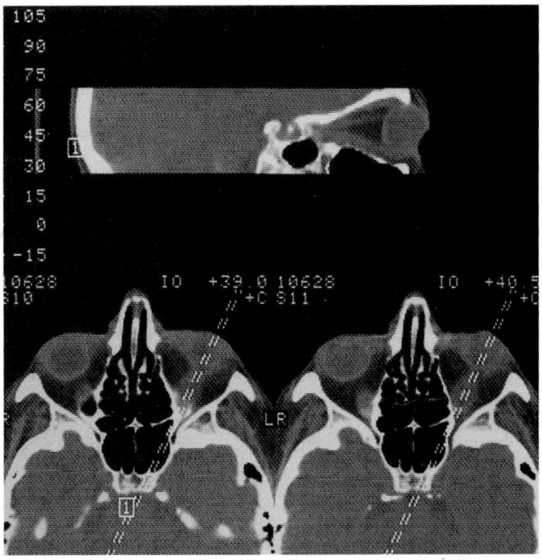

Abb. 155

CT:
Verdickung des m. rectus inferior und medialis links.

Diagnose:
Einseitige pauci-myositische Form der endokrinen Orbitopathie.

Therapie und Verlauf:
Cortisonstoß-Therapie und Orbitaspitzenbestrahlung.
Danach kurzfristige Besserung. 1 Jahr später erhebliche klinische und computertomographische Befundverschlechterung (noch immer Euthyreose).

Diskussion:
Das computertomographische Bild – Verdickung mehrerer Augenmuskeln ein- oder beidseitig (vergleiche Abb. 44–46) ohne gleichzeitige Verdickung der Sehnen ist typisch für die myositische Form der endokrinen Orbitopathie.
Beachten Sie in diesem Fall bitte, daß die bei Oberlidretraktion zu erwartende Verdickung des m. levator palpebrae computertomographisch nicht nachweisbar ist.

Vergleiche Abbildung 149–151 und Abbildung 193–195.

50jähriger Mann

Anamnese und klinischer Befund:
Vor 7 Monaten Diagnose einer endokrinen Orbitopathie. Wegen erheblicher Protrusio bulbi und Motilitätseinschränkung mit Doppelbildern war eine Cortison-Stoß-Therapie veranlaßt worden.
Vor 3 Monaten betrug der Visus mit eigener Brille rechts 0.8, links 1.0, der intraokulare Druck lag bei 20 mmHg. Die Motilität des Bulbus war endgradig eingeschränkt. Es wurden Doppelbilder beim Blick nach rechts angegeben.
Nach einer zweiten Cortison-Stoß-Therapie Rückbildung der Protrusio und der Doppelbildwahrnehmung.

Seit 4 Tagen erneut Befundverschlechterung mit erneuter Protrusio und jetzt auch Expositions-Keratitis.

Visus rechts weiterhin 0.8, links jedoch 0.4 bis 0.5. Papillen o.B. – trotzdem CT zum Ausschluß einer Opticuskompression.

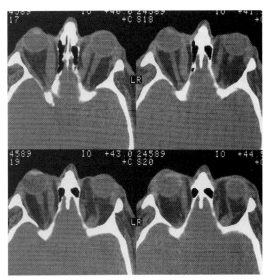

Abb. 156

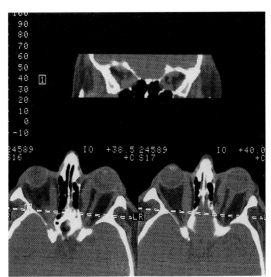

Abb. 157

CT:
Erhebliche Schwellung aller Augenmuskeln beidseits mit Ausnahme des m. rectus lateralis. Geschwollen sind vorwiegend die Muskelbäuche, während die Sehnen nicht beteiligt sind. Im Bereich der Orbitaspitze ist es eng, eine eindeutige Kompression des Nervus opticus besteht jedoch nicht. Vorwölbung des Septum orbitale.

Diagnose:
Polymyositische Form der endokrinen Orbitopathie beidseits.

Diskussion:
Es ist Ihnen vielleicht aufgefallen – es handelt sich um den selben Fall wie Abbildung 47–49. Der computertomographische Befund ist typisch für die polymyositische Form der endokrinen Orbitopathie.

61jährige Frau

Anamnese und klinischer Befund:
Bei der Patientin wurde vor 3 Monaten eine Hyperthyreose festgestellt und die Schilddrüsen-Operation durchgeführt. Schon einige Wochen vorher bestanden deutliche Siccabeschwerden, Lidschwellungen, Bindehautschwellungen und erhöhter Augeninnendruck beidseits.

Jetzt Sehschärfe beidseits 0.8, deutliche Lidschwellung sowie Bindehautchemosis. Die Hebung beider Bulbi ist deutlich erschwert. Der Augeninnendruck beträgt bei Blick geradeaus 26 mmHg und steigt bei Aufblick um 4 mmHg an. Doppelbildbeschwerden werden nicht angegeben. Keine Gesichtsfeldausfälle. Am Augenhintergrund keine krankhaften Veränderungen.

Euthyreose.
Klinisch Verdacht auf endokrine Orbitopathie beidseits.

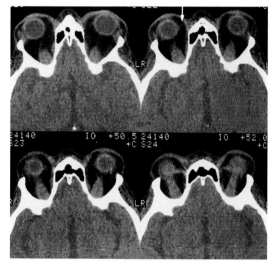

Abb. 158　　　　　　　　　　　　　　Abb. 159

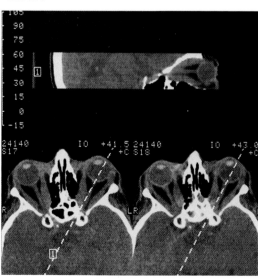

Abb. 160

CT:
Ausgeprägte symmetrische Schwellung aller Augenmuskeln beidseits und Vorwölbung des Septum orbitale.

Diagnose:
Polymyositische Form der endokrinen Orbitopathie beidseits.

Diskussion:
Der computertomographische Befund ist typisch für die polymyositische Form der endokrinen Orbitopathie.

Vergleiche Abbildung 156 und 157.

60jährige Frau

Anamnese und klinischer Befund:
Endokrine Orbitopathie. Opticuskompression?

Nach Angaben der Patientin erfolgte vor 5 Monaten eine Strumaresektion.
Seit 3 Monaten Protrusio bulbi, Doppelbilder, fast vollständiger Verlust der Sehkraft.
Bis vor einem Monat Therapie mit Thyroxin 75.

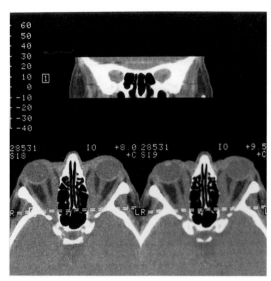

Abb. 161

CT:
Monströse Schwellung der Augenmuskeln mit erheblicher Protrusio bulbi und Kompression des Sehnerven im Bereich der Orbitaspitze beidseits.

Diagnose:
Polymyositische Form der endokrinen Orbitopathie mit Kompression der Sehnerven in der Orbitaspitze beidseits.

Therapie und Verlauf:
Op.: Dekompression.
P.-op.: erhebliche Visusbesserung.

Diskussion:

Die klinische Symptomatik ist durch den Befund erklärt:

- Exophthalmus durch Muskelverdickung.

- Episklerale Venenstauung durch Kompression der v. ophthalmica superior in der Orbitaspitze.

- Nachlassende Sehkraft durch Kompression des Sehnerven in der Orbitaspitze.

63jähriger Mann

Anamnese und klinischer Befund:
Seit 4 Jahren wegen eines Exophthalmus und wegen Motilitätsstörungen mit Diplopie in augenärztlicher Behandlung. Die Befunde sprachen für eine beginnende Orbitopathie. Nach Cortison-Therapie trat ein Glaukom auf – die Orbitabefunde bildeten sich nicht zurück.
Jetzt ausgeprägter Exophthalmus, links stärker als rechts, mit einer Vertikalabweichung des rechten Auges, das nicht mehr gehoben werden kann.

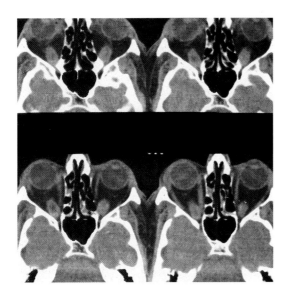
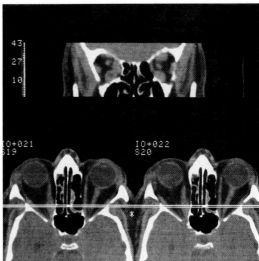

CT:
Erhebliche Auftreibung mehrerer Augenmuskeln beidseits, wobei die Muskeln zum Teil ausgedehnte Zonen erniedrigter Dichte aufweisen. Mäßiggradige Schwellung der Pars palpebralis der linken Tränendrüse, die unmittelbar an den geschwollenen oberen Muskelkomplex, insbesondere den m. levator palpebrae, grenzt. Mäßiggradige nasenwärts konvexe Ausbuchtung der lamina papyracea beidseits.

Diagnose:
Länger bestehende endokrine Orbitopathie.

Diskussion:
Die erheblichen Strukturveränderungen des Augenmuskelparenchyms sind Hinweis für eine chronische Muskelinfiltration mit Umbauvorgängen; diese führen zu einer verminderten Dehnbarkeit der Muskeln und damit zu einer erheblichen Bewegungseinschränkung.

54jähriger Mann

Anamnese und klinischer Befund:

Der Patient hat vor 7 Jahren erstmals ein Hervortreten des rechten Auges bemerkt. Damals sei eine Schilddrüsenerkrankung diagnostiziert worden.

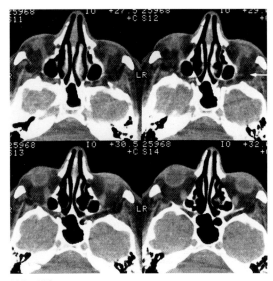

Abb. 162   Abb. 163

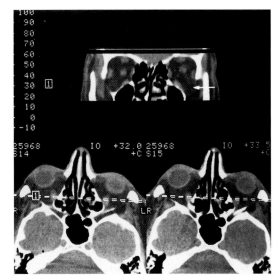

Abb. 164

CT:
Nahezu symmetrischer Knochendefekt im Bereich der hinteren unteren lateralen Orbitawand, links größer als rechts.
Exophthalmus rechts.

Diagnose:
Fettgewebshydrops bei endokriner Orbitopathie mit „spontaner Dekompression".

Therapie und Verlauf:
Da keine Zeichen einer Opticuskompression vorliegen und der Patient kosmetisch sich nicht beeinträchtigt fühlt, erfolgt keine Therapie.

Diskussion:
Der seit Jahren bestehende ausgeprägte Fettgewebshydrops hat zu einem partiellen Schwund der knöchernen Begrenzung der Orbitae geführt, links ausgeprägter als rechts, mit Verlagerung der orbitalen Strukturen nach kaudal. Da die Verlagerung nach kaudal links ausgeprägter als rechts ist, besteht links ein relativer Enophthalmus.

X. 2. Entzündlicher Pseudotumor der Orbita

Unspezifische Entzündung orbitaler Gewebe ohne ersichtliche systemische oder lokale Ursache. Alle Infektionen der Orbita sowie Entzündungen im Rahmen von Nasennebenhöhlen- und Systemerkrankungen wie z.B. der WEGENER'schen Granulomatose oder Fremdkörperreaktionen fallen nicht unter dieses Krankheitsbild.

Es lassen sich verschiedene Formen des entzündlichen Pseudotumors abgrenzen, wobei nicht selten eine Kombination verschiedener Formen vorliegt.

- Skleritis – Tenonitis (mit und ohne intraoculäre Beteiligung).
- Dakryoadenitis
- Myositis-Tendonitis
- Diffuse Infiltration der Orbita
- umschriebene entzündliche Weichteilmasse
- aseptische Thrombophlebitis (bei Beteiligung des Sinus cavernosus – Tolosa-Hunt-Syndrom)

Alle Formen sind meist einseitig, alle Übergänge kommen vor.

Skleritis – Tenonitis:
Verdickung und vermehrte Kontrastmittelanreicherung im Bereich der Bulbuswand, die häufig die angrenzenden Muskelansätze und die angrenzende Opticusscheide einschließt. Nicht selten intraoculare Beteiligung in Form einer Iridozyklitis und hinteren Uveitis, die häufig mit einer Aderhaut – mitunter auch einer Netzhautabhebung verbunden ist.
Häufig massive Beteiligung der Tenon'schen Kapsel und Ausbreitung der Entzündung entlang der Opticusscheide.

DD: diffuse Episkleritis.

Dakryoadenitis

Meist einseitige Vergrößerung der Tränendrüse, manchmal mit gleichzeitiger Verdickung der benachbarten Bulbuswand.

Differentialdiagnose:

- endokrine Orbitopathie: meist geringere Schwellung und beidseitig
- bakterielle Dakryoadenitis: meist Pars palpebralis stärker betroffen als die Pars orbitalis
- WEGENER'sche Granulomatose, SJÖRGREN- oder MIKULICZ-Syndrom, Sarkoidose
- neoplastische Infiltration (vor allem im Rahmen von Leukosen). Bei jeder unklaren Tränendrüsenschwellung daher gründliche internistische Untersuchung erforderlich.

Myositis – Tendonitis
Schwellung eines oder mehrerer Augenmuskeln einschließlich ihrer Sehne, insbesondere im Bereich des Muskelansatzes am Bulbus und gleichzeitige Begleitentzündung der umgebenden Tenon'schen Kapsel.

Klinisch: häufig akut einsetzende heftige Schmerzsymptomatik mit Schwellung, leichtem Exophthalmus, Bindehautchemosis und Bewegungsstörung.

Differentialdiagnose:

– endokrine Orbitopathie.

– Neoplastische Infiltration eines Augenmuskels (vor allem bei metastasierenden Karzinomen); bei beiden keine Beteiligung der Muskelsehne.

Diffuse entzündliche Infiltration aller orbitalen Gewebe:
Massive diffuse Infiltration der Orbita, bevorzugt des orbitalen Fettes innerhalb des Muskeltrichters. Oft lassen sich Bulbus, Sehnerv, Muskel und Muskelbäuche als dunkle Zonen erniedrigter Dichte gegenüber dem weiß erscheinenden infiltrierten Bereich abgrenzen. Auch die v. ophthalmica superior, die nicht selten thrombosiert ist, läßt sich dann als geschlängelte Zone erniedrigter Dichte in der oberen Orbita darstellen.

Differentialdiagnose:

– bakteriell bedingte orbitale Cellulitis (infolge Durchbruchs eines Nasennebenhöhlenempyems) vom Pseudotumor orbitae abgrenzbar durch die typische Klinik und im Computertomogramm die gleichzeitige Darstellung des Nasennebenhöhlenprozesses, evtl. sogar des Knochendefektes.

– bei seltenem beidseitigen Befall neoplastische Infiltration vorwiegend im Rahmen eines Lymphoms oder von Leukosen, bei Kindern auch einer Histiozytosis X.

entzündlicher Pseudotumor orbitae:

siehe Abbildung 40, Abbildung 41, Abbildung 52 und 53, Abbildung 54 und 55, Abbildung 56 und 58, Abbildung 97, Abbildung 175 und Abbildung 204.

Literaturhinweis

UNSÖLD, R., CH. OSTERTAG, T. H. NEWTON — Zur Differentialdiagnose endokriner Orbitopathien und entzündlicher Pseudotumoren der Orbita. Computertomographie-Befunde. Klin. Mbl. Augenheilk. 177 (1980) 31–47

HARR, D. L., R. M. QUENZER, G. W. ABRAMS — Computed Tomography and Ultrasound in the Evaluation of Orbital Infection and Pseudotumor. Radiology 142 (1982) 395

44jähriger Mann

Anamnese und klinischer Befund:
Seit 3 Wochen stechende und pulsierende periorbitale Schmerzen rechts. 2 Wochen später Reizzustände mit Bindehautchemosis und Sehverschlechterung. Anisokorie. Bewegungs- und Redressionsschmerz rechts. Horizontale Fältelung im Macula-Areal. Zunahme der Schmerzhaftigkeit im Bereich des rechten Auges mit Diplopie in allen Blickrichtungen.

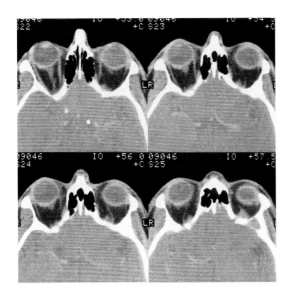

CT:
Verdickung des m. obliquus inferior rechts im Bereich des Bulbusansatzes.

Diagnose:
Myositis des m. obliquus inferior rechts im Rahmen eines entzündlichen Pseudotumor orbitae.

Therapie und Verlauf:
Hoch dosierte Cortison-Therapie.
Innerhalb weniger Tage war die Motilitätseinschränkung ebenso wie die Schmerzempfindung rückläufig.
Nach Dosisreduzierung erneut stärkere Schmerzen und Doppelbildwahrnehmung beim Blick nach oben.

Bei Kontroll-CT 2 Monate später ist die Verdickung des m. obliquus inferior am Bulbusansatz nicht mehr nachweisbar.

Diskussion:
Der Befall nur eines Augenmuskels und insbesondere seiner Sehne ist typisch für die myositische Form des entzündlichen Pseudotumor orbitae.

23jährige Frau

Anamnese und klinischer Befund:
Nach Angaben der Patientin bestanden vor 2 Wochen beginnend Schmerzen, Rötung und Schwellung im Bereich des linken Auges. Die Veränderungen hätten sich völlig zurückgebildet.

Leichte Protrusio links; ophthalmoskopisch o. B. Im Ultraschall starke Verdickung des m. rectus med. links. Visus beidseits 1.0.

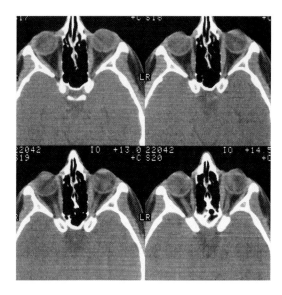

CT:
Geringe Schwellung des m. rectus medialis links, insbesondere auch seiner Sehne.

Diagnose:
Myositische Form des entzündlichen Pseudotumor orbitae.

Diskussion:
Die Verdickung eines Augenmuskels einschließlich seiner Sehne ist typisch für die myositische Form des Pseudotumor orbitae.

60jährige Frau

Anamnese und klinischer Befund:
Seit 6 Tagen Schmerzen im Bereich des linken Auges.

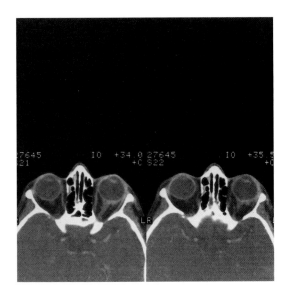 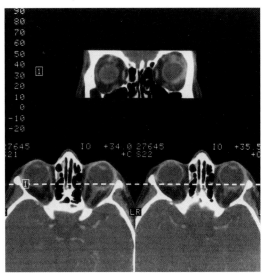

CT:
Verdickung der Bulbuswand links, Verdickung des Sehnenansatzes des m. obliquus inferior am Bulbus und diskrete Vergrößerung der benachbarten Tränendrüse.

Diagnose:
Tenonitisch-skleritische und diskret dakryoadenitische Form des Pseudotumor orbitae.

Diskussion:
Bei diskreter einseitiger Tränendrüsenvergrößerung spricht die gleichzeitige Verdickung der Bulbuswand und evtl. einer benachbarten Sehne für den entzündlichen Pseudotumor orbitae.

17jährige Frau

Anamnese und klinischer Befund:
Seit ca. 14 Tagen schmerzhafte Schwellung um das linke Auge und eingeschränkte schmerzhafte Beweglichkeit.
Temporale Bindehautinjektion und angedeutet paragraphenförmige Lidschwellung. Verminderte Redressierbarkeit des Bulbus.
Zunahme der Venenstauung und beginnendes Papillenoedem.
Klinisch Verdacht auf Pseudotumor orbitae (antibiotische Therapie ohne Erfolg).

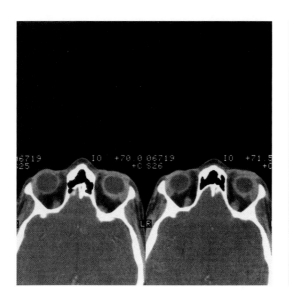
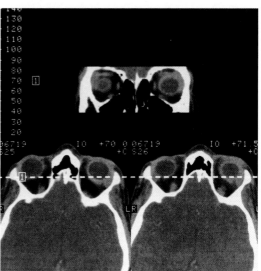

CT:
Mäßiggradige Verbreiterung der linken Tränendrüse, der Bulbuswand und der Periorbita.

Diagnose:
Skleritisch-tenonitische und dakryoadenitische Form des Pseudotumor orbitae.

Therapie und Verlauf:
Cortison-Stoßtherapie.
Nach 24 Stunden vollständige Rückbildung der klinischen Beschwerden.

Diskussion:
Bei geringer einseitiger Tränendrüsenvergrößerung ist die gleichzeitige Verdickung der Bulbuswand typisch für den entzündlichen Pseudotumor orbitae.

26jähriger Mann

Anamnese und klinischer Befund:
Seit 3 Monaten anhaltende stechende Schmerzen im Bereich der rechten Orbita. Zunächst wurde die Verdachtsdiagnose einer Neuritis nervi optici gestellt und kurzfristig mit Cortison behandelt.
Der Patient hatte bei Wiederauftreten der Beschwerden selbständig 10 mg Cortison täglich eingenommen und darunter eine Besserung der Beschwerden bemerkt.

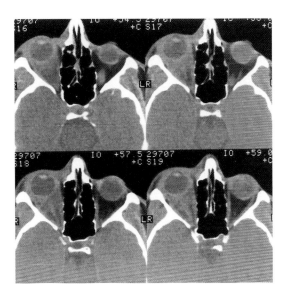

CT:
Ausgedehnte diffuse Infiltration der rechten Orbita mit Verdickung der Tenon'schen Kapsel, der Tränendrüse und insbesondere auch der Lidgewebe mit ausgeprägtem Exophthalmus und Verlagerung der lamina papyracea nach medial.

DD: mit großer Wahrscheinlichkeit **diffuse Infiltration bei Pseudotumor orbitae.**

Bei Therapieresistenz wäre eine weitere Abklärung zum Ausschluß z.B. eines Lymphoms erforderlich.

Diskussion:
Eine diffuse Infiltration der Orbita findet sich nicht nur beim Pseudotumor orbitae, sondern auch bei einer Orbitaphlegmone, einer diffusen Metastasierung und insbesondere auch bei Lymphomen. Aufgrund der fehlenden entzündlichen Veränderungen und NNH-Befunde scheidet in diesem Fall die Orbitaphlegmone aus. Die vorhandenen Schmerzen sprechen eher gegen ein Lymphom und eine diffuse Metastasierung und am ehesten für einen Pseudotumor orbitae.
Vergleiche Abbildung 104–107 – Lymphom, sowie Abbilung 109–112 – Metastase. In beiden Fällen ist vom CT-Bild alleine eine Unterscheidung zum Pseudotumor orbitae nicht möglich.
Dagegen zeigt Abbildung 108 trotz einer relativ massiven diffusen Infiltration der Orbita nicht den erwarteten Exophthalmus, sondern einen, wenn auch geringen, Enophthalmus. Dieser Befund ist typisch für die Metastase eines scirrhösen Carcinoms.

X. 3. Lymphome der Orbita

– Befall der Lider mit oder ohne Infiltration durch das Septum orbitale
– Befall der Tränendrüse
– diffuse Infiltration
– umschriebene Weichteilmasse

Lid:
Die Konjunktiva und die Lider enthalten Lymphgefäße.
Lymphome kommen in diesem Bereich daher häufig vor, breiten sich nach intraorbital aus.

CT:
Meist homogene Verbreiterung der Lider, wobei sich die Raumforderung den benachbarten Strukturen anschmiegt.

Tränendrüse:
Die Tränendrüse ist die einzige intraorbitale Struktur, die normalerweise lymphatisches Gewebe enthält; sie ist daher bevorzugter Sitz der orbitalen Lymphome.

CT:
Meist erhebliche glatt begrenzte Vergrößerung der Tränendrüse, die sich dem Bulbus dicht anschmiegt. Die Raumforderung dehnt sich meist im lateralen Extraconalraum weit nach dorsal aus.

Diffuse Infiltration:
Die diffuse lymphatische Infiltration der Orbita ist computertomographisch nicht zu unterscheiden von anderen diffusen leukämischen Infiltrationen und diffuser Infiltration bei Pseudotumor orbitae oder Metastasen. Die diffuse Infiltration bei einer Orbitalphlegmone ist wegen des Befalls nur einer Orbita und der typischen klinischen und CT-Symptomatik (NNH) gegenüber den vorangegangenen Diagnosen gut abgrenzbar.

Umschriebene Weichteilmasse:
Lymphome der Orbita:
siehe
Abbildung 68, Abbildung 104–107, Abbildung 134 und Abbildung 179–180

66jähriger Mann

Anamnese und klinischer Befund:
Vor 9 Jahren Nachbestrahlung eines Lymphoms am Zungengrund. In den folgenden Jahren Lymphome im Hilusbereich, an der Ellenbeuge und am Brustbein.
Seit 2 Jahren Tumor der tarsalen Bindehaut des linken Oberlides.

Jetzt 2 mm Protrusio links, Ptosis und hyperämisches wurstförmiges Infiltrat unter der Bindehaut des Oberlides.

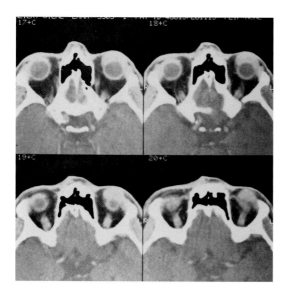

CT:
Sichelförmige homogene glatt begrenzte Raumforderung im Bereich des Oberlides, die sich dem Bulbus anschmiegt. Die Raumforderung reicht dicht an die Tränendrüse, die nicht eindeutig vergrößert ist.

Diagnose:
Verdacht auf Lymphom.

Verlauf:
PE: Non Hodgkin-Lymphom vom anaplastischen zentrozytischen Typ (großzellig).

Diskussion:
Veränderungen im Bereich der Lider sprechen am ehesten für ein Lymphom, wenn die Raumforderung relativ gleichmäßig ausgebildet ist und sich den benachbarten Strukturen, in diesem Fall dem Bulbus, anschmiegt.

72jähriger Mann

Anamnese und klinischer Befund:
Nach Angaben des Patienten seit 1½ Jahren Schwellung im Bereich beider Oberlider.

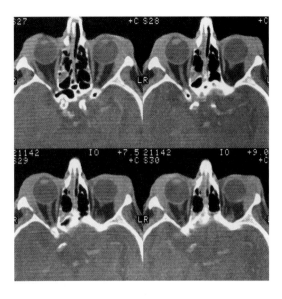

CT:
Symmetrische starke Vergrößerung beider Tränendrüsen, die sich dem Bulbus dicht anschmiegen. Ausdehnung nach dorsal in den oberen äußeren Extraconalraum. Augenmuskeln gut abgrenzbar.
NB: ausgeprägte Arteriosklerose der A. carotis interna im Siphonbereich beidseits. Partielle Verschattung der Siebbeinzellen.

Weitere Anamnese:
Vor 6 Jahren primäre Strahlentherapie eines malignen Lymphoms des Magens mit vollständiger Rückbildung.

Diagnose:
Lymphom beider Tränendrüsen.

Diskussion:
Aufgrund des CT-Bildes allein läßt sich nicht entscheiden, ob eine chronische Entzündung oder ein Lymphom vorliegen. In Kenntnis der Anamnese ist ein Lymphom jedoch am wahrscheinlichsten.

48jährige Frau

Anamnese und klinischer Befund:
Seit 3 Jahren bekannte langsam zunehmende Protrusio bulbi rechts. CT vor 2 Jahren: retrobulbäre Raumforderung im Bereich des Nervus opticus.
Sonographie und Angiographie: Artdiagnose nicht möglich.
Keine Gesichtsfeldeinschränkung, keine Doppelbilder.

Jetzt Zunahme der Protrusio bulbi und leichte Chemosis.
Unauffälliger Papillenbefund. Motilität nicht eingeschränkt, keine Doppelbilder.

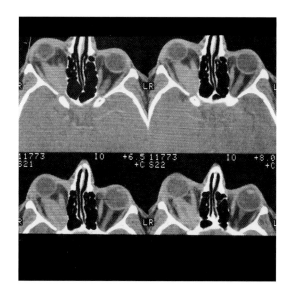
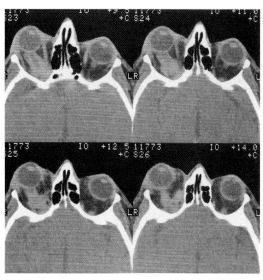
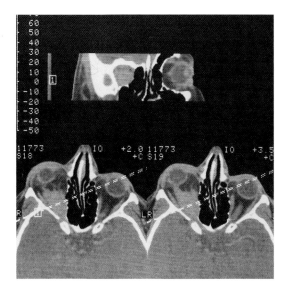
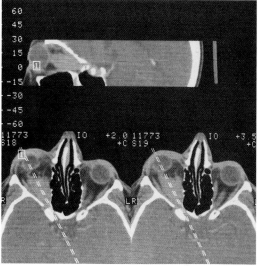

CT:
Große intraconale Raumforderung, den Nervus opticus umfassend, der zentral als bandförmige Zone erniedrigter Dichte zur Darstellung kommt. Die Raumforderung reicht von der Orbitaspitze bis zum Bulbus. In den unteren Abschnitten ist sie relativ unregelmäßig begrenzt. Ausgeprägter Exophthalmus.
Ein Einwachsen in den Canalis opticus ist nicht nachweisbar.

DD: Lymphom? Opticusscheidenmeningeom?

Therapie und Verlauf:
Kontroll-CT 1 Jahr später: erhebliche Größenzunahme des Tumors.
Histologie: **Non Hodgkin-Lymphom;** mit hoher Wahrscheinlichkeit lymphoplasmozytoides Immunozytom.

Strahlentherapie der rechten Orbita im Wechsel mit schnellen Elektronen der Energie 20 MeV und Gammabestrahlung bis zu einer Gesamtdosis von 40 Gray. Unter dieser Therapie erhebliche Rückbildung der massiven Protrusio bulbi.
Die CT-Kontrolle 2 Jahre später zeigt eine deutliche Rückbildung der retrobulbären Raumforderung mit noch streifigen Zonen erhöhter Dichte in der Umgebung des Sehnerven. Weitgehende Rückbildung des Exophthalmus.

Diskussion:
Die geringe Funktionsminderung spricht gegen ein Opticusscheidenmeningeom, die relativ rasche Größenzunahme für ein Lymphom.
Vergleiche Abbildung 118 und 119 und Abbildung 120–122 – relativ großes Opticusmeningeom.
Fehlende Schmerzhaftigkeit spricht eher gegen einen Pseudotumor orbitae.

X. 4. Metastasen der Orbita

Metastasen können in allen orbitalen Strukturen vorkommen (Bulbus, Tränendrüse, Muskel, Lid, intra- und extraconal) und alles imitieren, z.B. gutartige rundliche Raumforderungen und diffuse Infiltrationen.
Die Diagnose ist nur bei bekannter Tumoranamnese und vorhandener Knochendestruktion einfach; ansonsten kann eine metastatische Veränderung mit letzter Sicherheit nie ausgeschlossen werden.

Besteht jedoch eine diffuse Infiltration bei gleichzeitigem **En**ophthalmus, so ist dieser Befund typisch für das Vorliegen einer **scirrhösen** Carcinom-Metastase oder eines sehr seltenen M. Ormond der Orbita.

Metastasen der Orbita:
siehe
Abbildung 42, Abbildung 62 und 63, Abbildung 89 und 90, Abbildung 108, Abbildung 109–112, Abbildung 174, Abbildung 202–203

66jährige Frau

Anamnese und klinischer Befund:
Seit 1 Monat Ptosis links sowie Doppelbilder.

Zustand nach Ablatio mammae links vor 6 Jahren. Postoperative Strahlentherapie. Lungenmetastasen und Hautmetastasen bekannt.

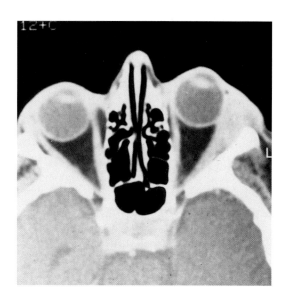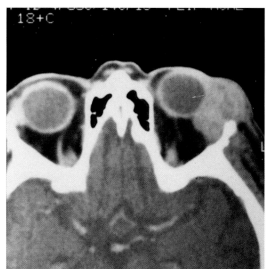

CT:
Im Bereich der linken Tränendrüse große inhomogene hyperdense, polyzyklisch begrenzte Raumforderung mit Vorwölbung weit nach vorn und dorsal in den Extraconalraum. Der benachbarte Knochen ist nicht destruiert. Der m. rectus lateralis läßt sich noch abgrenzen. Verlagerung des Bulbus nach vorn und medial und Impression der lateralen Bulbuswand.

Diagnose:
Metastase des bekannten Mamma-Carcinoms.

Diskussion:
Aufgrund des CT-Bildes – starke Vergrößerung der Tränendrüse mit Impression der Bulbuswand und Zonen erniedrigter Dichte – muß differentialdiagnostisch ein benigner oder maligner Tränendrüsentumor oder eine Metastase erwogen werden. Die bekannte Anamnese spricht jedoch mit großer Wahrscheinlichkeit für das Vorliegen einer Metastase.

56jährige Frau

Anamnese und klinischer Befund:
Seit ca. 10 bis 12 Tagen Bewegungsschmerz des linken Auges. Nach Ausgleich der Refraktionsanomalie Sehschärfe für Ferne und Nähe regelrecht. Brechende Medien klar, Augeninnendruck normal. Linke Papille unscharf begrenzt, hyperämisch, prominent. Leichte Bewegungseinschränkung des Bulbus bei Linksblick. Keine Doppelbilder. Exophthalmometer rechts 15 mm, links 16 mm. Linker Bulbus deutlich schwerer zurückdrängbar. Gesichtsfeld rechts regelrecht, links leichte Einschränkung von nasal unten. Zustand nach Ablatio mammae beidseits vor 2 Jahren. Chemotherapie.

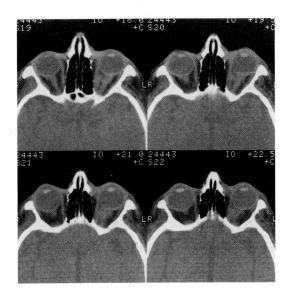
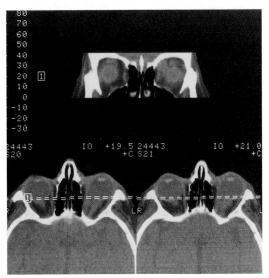

CT:
Ausgedehnte Zonen erhöhter Dichte im medialen Intraconalraum links mit ungenügender Abgrenzbarkeit des benachbarten m. rectus medialis und m. obliquus superior.

DD: Pseudotumor orbitae mit einer diffusen entzündlichen Infiltration des orbitalen Gewebes oder in Anbetracht der Anamnese (bekanntes Mamma-Carcinom) – **diffuse intraconale Metastasierung.**

Therapie und Verlauf:
CT 3 Monate später (Abb. 111 und 112): erhebliche Zunahme der intraorbitalen Raumforderung vorwiegend medial mit Ummauerung des Sehnerven, der als bandförmige Zone erniedrigter Dichte zur Darstellung kommt.
(Gleichzeitiger Nachweis von Zonen erhöhter Dichte im Bereich der ponto-cerebellären Zisterne sowie der Sulzi, des Kleinhirnwurms und des Kleinhirns, rechts ausgedehnter als links – Metastasierung der Kleinhirnmeningen.)
Nachweis multipler Knochenmetastasen.
Telekobalttherapie. Rückgang des Exophthalmus. Zunahme der Kleinhirnsymptomatik, Exitus.

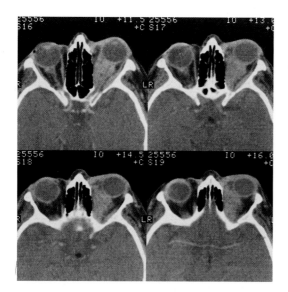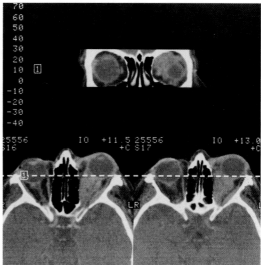

Diskussion:
Vergleiche Abbildung 97 – Pseudotumor orbitae, Abbildung 104–107 – Lymphom und Abbildung 198–201 – Orbitalphlegmone.
In allen Fällen liegt eine diffuse Infiltration vor. Im Falle der Orbitalphlegmone bestehen jedoch computertomographische Hinweise, die für eine entzündliche Veränderung sprechen, nämlich die massive Beteiligung der Periorbita und die Verschattung der Nasennebenhöhlen; für die Diagnose entscheidend ist jedoch der klinische Befund.

70jährige Frau

Anamnese und klinischer Befund:
Zustand nach Uterusexstirpation wegen eines Carcinoms.
Amaurose links seit 4 Monaten. Keine Kopfschmerzen.

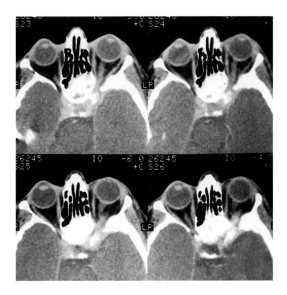 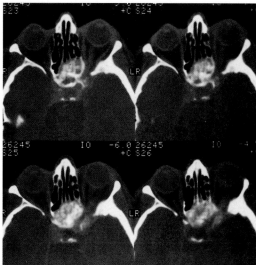

CT:
Teils osteolytische, vorwiegend osteoplastische Knochenveränderungen im Bereich des Keilbeinkörpers und des linken Keilbeinflügels mit begleitenden Weichteilanteilen mit Ausdehnung in den linken Frontallappen, in die hinteren Siebbeinzellen, links ausgedehnter als rechts und in die linke Orbita mit Protrusio bulbi.

Diagnose:
Keilbeinmetastase mit Ausdehnung in die vordere Schädelgrube links und die linke Orbita.

Diskussion:
Der computertomographische könnte bei oberflächlicher Betrachtung leicht als Keilbeinmeningeom gedeutet werden (Vergleiche Abb. 87 + 88). Jedoch sind im Knochenfenster deutlich Osteolysen sichtbar, die für eine Metastase sprechen.

61jährige Frau

Anamnese und klinischer Befund:
Seit 3 Monaten Doppelbilder bei Rechtsblick. Keine Schmerzen. Guter AZ und EZ.

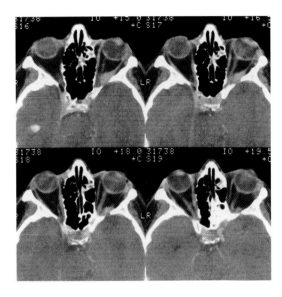

CT:
Spindelförmige Verdickung der dorsalen Hälfte des m. rectus lateralis.

Diagnose:
Verdacht auf Metastase eines bisher noch unbekannten Primärtumors.

Verlauf:
Primärtumorsuche: computertomographischer Nachweis eines Harnblasentumors mit Stauungsnieren beidseits.
Rö.-Thorax, Mammographie, Oberbauchsonographie und Knochenszintigraphie o. B.

Op.: inoperabler Konglomerattumor im kleinen Becken. Exitus nach 2 Monaten.

Diskussion:
Eine fokale Verdickung eines Augenmuskels ist typisch für eine maligne Infiltration, am häufigsten durch Metastase.

64jährige Frau

Anamnese und klinischer Befund:
Klinisch und röntgenologisch ausgedehntes scirrhöses Mamma-Carcinom links und dringender Verdacht auf intraductales Mamma-Carcinom rechts.
Der Knoten in der linken Brust ist der Patientin seit 7 Jahren bekannt.
Vor 3 Monaten anläßlich einer Grippeerkrankung „Nervenentzündung" des rechten Auges. Seither Ptosis und Rötung des rechten Auges sowie Doppelbilder beim Blick nach rechts und Enophthalmus rechts.

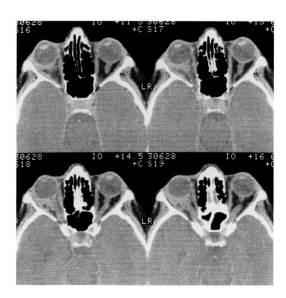

CT:
Ausgedehnte diffuse Infiltration des rechten Intraconalraumes mit Ummauerung des Bulbus und der Augenmuskeln, Vergrößerung der Tränendrüse sowie Enophthalmus.

Diagnose:
Metastase des bekannten **szirrhösen** Mamma-Carcinoms.

Diskussion:
Da trotz einer ausgedehnten orbitalen Infiltration kein Exophthalmus, sondern ein **Enophthalmus** besteht, ist der computertomographische Befund typisch für die Metastase eines scirrhösen Mamma-Carcinoms.

X. 5. Infektion der Orbita

Orbitale Infektionen entstehen meist sekundär aufgrund einer akuten eitrigen Sinusitis oder nach Fremdkörpereinsprengung. Die Ausbreitung der Infektion von den Nasennebenhöhlen in die Orbita erfolgt entweder über klappenlose Venen oder durch Knochendefekte.

Symptome: Lidödem, Exophthalmus, Chemosis, Schmerzen, (Ophthalmoplegie bei septischer Sinus cavernosus-Thrombose).

CT:

- **subperiostaler Abszeß:** subperiostale weichteildichte Raumforderung mit oder ohne Knochendestruktion und Verlagerung des benachbarten Muskels. Die orbitalen Strukturen werden verlagert, aber nicht infiltriert.
- **intraorbitale Phlegmone:** ausgedehnte diffuse Zonen erhöhter Dichte in der Orbita intra- und auch extraconal. Mögliche Komplikationen: epidurales Empyem, subdurales Empyem, Hirnabszeß.

Infektion der Orbita und Periorbita:
siehe
Abbildung 60 und 61, Abbildung 133, Abbildung 165, Abbildung 173, Abbildung 198–201

Literaturhinweis

UNSÖLD, R.   Radiologische Befunde bei Exophthalmus. Neuroophthalmologie. Hauptreferate der XXVIII. Essener Fortbildung für Augenärzte. Herausgegeben von O.-E. Lund und Th. N. Waubke.
F. Enke Verlag, Stuttgart (1993)

22jähriger Mann

Anamnese und klinischer Befund:
Zustand nach Schädelhirntrauma mit Abduzensparalyse beidseits und Okulomotoriusparese rechts. 4 Tage nach Augenmuskeloperation zunehmende schmerzhafte Oberlidschwellung rechts und geringer Exophthalmus rechts. Zunahme der Bindehaut- und Lidschwellung trotz systemischer antibiotischer Therapie.

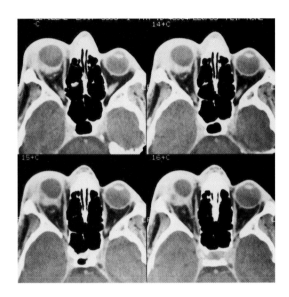
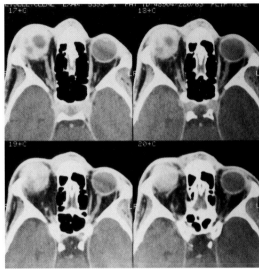

CT:
Rechts ausgedehnte Verbreiterung der Bulbuswand und des periorbitalen Fettgewebes sowie mäßiggradige Vergrößerung der rechten Tränendrüse mit unterschiedlich großen Zonen erniedrigter Dichte. Keine eindeutige Ausdehnung in den Extraconalraum. Im orbitalen Fett streifige Zonen erhöhter Dichte.

Diagnose:
Orbitale und periorbitale Cellulitis mit Abszedierung im Bereich der Tränendrüse.

Therapie und Verlauf:
Operative Eröffnung des Tenon'schen Raumes und Drainage eines Abszesses.

Postoperativ rascher Rückgang der Symptomatik.

Diskussion:
Da der pathologische Befund nicht auf die Tränendrüse beschränkt ist, sondern auch die Bulbuswand einbezieht, ist vom CT-Bild her ein Tränendrüsentumor oder eine leukämische Infiltration (Lymphom) nicht wahrscheinlich. Der Befund spricht, insbesondere natürlich in Kenntnis der Klinik, für einen akuten entzündlichen Prozeß.

11jähriger Junge

Anamnese und klinischer Befund:

Akute Schwellung im Bereich des rechten Auges bei respiratorischem Infekt mit Nasennebenhöhlenbeteiligung. Fieber.

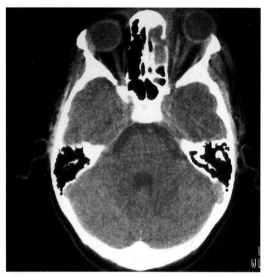

Abb. 165

CT:
Ausgedehnte Zone erhöhter Dichte im Bereich der rechten Siebbeinzellen mit partieller Destruktion der Lamina papyracea. Entlang der Lamina papyracea im medialen Extraconalraum eine Zone von Weichteildichte, die durch das Periost nach lateral relativ glatt begrenzt wird. Verlagerung des m. rectus medialis nach lateral und Protrusio bulbi. Geringe Verbreiterung der Lidweichteile medial.

Diagnose:
Subperiostaler Abszeß bei Sinusitis ethmoidalis rechts.

Diskussion:
Aufgrund des computertomographischen Bildes mit Nachweis des Defektes in der Lamina papyracea ist klar, daß es sich primär um einen von den Siebbeinzellen ausgehenden Prozeß handelt. In Kenntnis der Klinik ist die Diagnose sicher zu stellen.

Vergleiche Abbildung 133 und Abbildung 173.

X. 6. Ursachen eines Pseudoexophthalmus:

- Mißverhältnis von Bulbusgröße zur knöchernen Orbita
- Kraniostenose und kranio-faciale Dysostose
- Hypertelorismus
- Schwere Achsenmyopie (Abb. 128)
- Buphthalmus
- Enophthalmus des kontra-lateralen Auges

X. 7. Ursachen eines Enophthalmus:

- Posttraumatisch (z.B. Verlagerung der Lamina papyracea in die Siebbeinzellen oder Absenkung des Orbitabodens nach Orbitabodenfraktur (Abb. 140–146).
- Absenkung des Orbitabodens bei Zustand nach narbiger Verkleinerung der Kieferhöhle als Folge einer radikalen Kieferhöhlen-Operation (nach CALDWELL-LUC).
- Mikrophthalmus, Phthisis bulbi
- Metastase eines scirrhösen Carcinoms (Abb. 108). (im CT ist der Nachweis einer diffusen Infiltration bei gleichzeitigem **En**ophthalmus typisch für das Vorliegen der Metastase eines scirrhösen Carcinoms, selten M. Ormond der Orbita.)
- spontane Dekompression (Abb. 162–164).

C. XI. Quiz

63jährige Frau

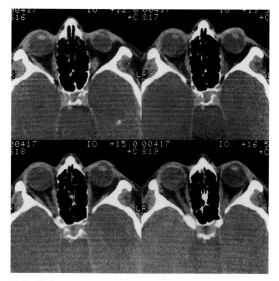
Abb. 166

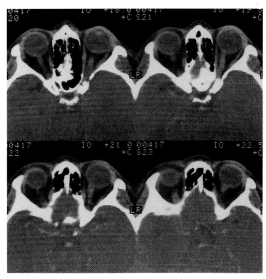
Abb. 167

Haben Sie die tubuläre Verbreiterung der linken Sehnervenscheide dorsal gesehen, in der der Sehnerv als Zone erniedrigter Dichte zur Darstellung kommt?
Was vermuten Sie?

Wenn Sie den klinischen Befund gekannt hätten, wäre Ihnen der linksseitige Befund sicher eher aufgefallen.

Anamnese und klinischer Befund:
Zunehmende Sehverschlechterung links und Gesichtsfeldeinschränkung.

Welchen CT-Befund sehen Sie und welche Diagnose stellen Sie?

Zutreffende Antwort:

CT:
Geringe tubuläre Verdickung der Sehnervenscheide links, in der der Sehnerv als bandförmige Zone erniedrigter Dichte zur Darstellung kommt.

Diagnose:
Opticusscheidenmeningeom. Ein Einwachsen in den Canalis opticus bzw. nach intrakraniell ist nicht nachweisbar.
(Ektasie und Arteriosklerose der A. carotis interna im Siphonbereich beidseits.)

Therapie und Verlauf:
Keine Operation, da eine intrakranielle Ausbreitung nicht nachweisbar und hinsichtlich des Sehvermögens nichts zu gewinnen ist.

Diskussion:
Der Befund ist sehr diskret und bei Unkenntnis des klinischen Befundes leicht zu übersehen oder als grenzwertig normal einzuordnen.

51jährige Frau

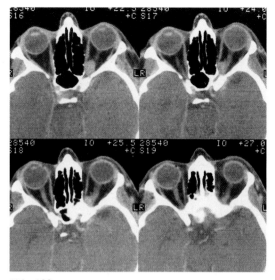
Abb. 168

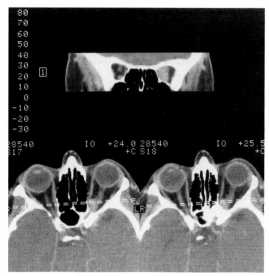
Abb. 169

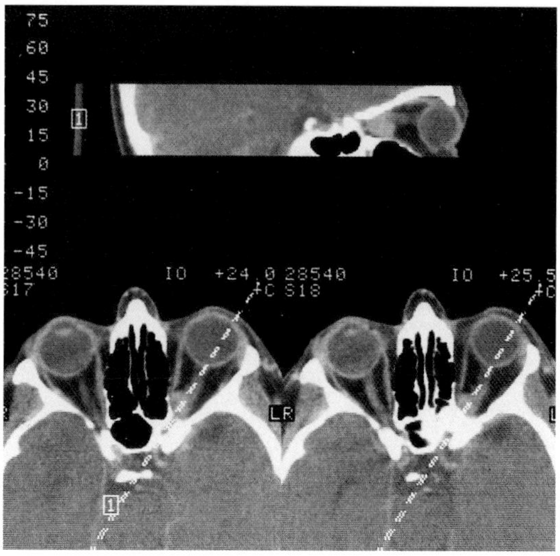

Abb. 170

Die große glatt begrenzte Raumforderung in der Orbitaspitze ist unübersehbar.

Anamnese und klinischer Befund:
Vor ca. einem halben Jahr augenärztliche Untersuchung wegen Sehschwäche links.
CT und Kernspintomographie (außerhalb): Verdacht auf Meningeom

Welchen CT-Befund sehen Sie und welche Diagnose stellen Sie?

Zutreffende Antwort:

CT:
Relativ große ovaläre glatt begrenzte Raumforderung in der Orbitaspitze, zwischen m. rectus inferior und Sehnerv. Verlagerung des Sehnerven nach kranial und Impression des m. rectus medialis sowie Exkavation der benachbarten Lamina papyracea. Die Fissura orbitalis superior und der Canalis opticus bleiben frei.

Diagnose:
Gutartiger Tumor in der Orbitaspitze, z.B. Hämangiom, Meningeom, Neurinom, Neurofibrom.
Eine langsam wachsende Metastase kann nicht ausgeschlossen werden.

Therapie und Verlauf:
Keine Therapie.
2 Jahre später unveränderter CT-Befund.

Diskussion:
Die differentialdiagnostischen Kriterien – Verlagerung statt Ummauerung des Sehnerven, glatte Begrenzung und Exkavation des benachbarten Knochens – sprechen dafür, daß die Raumforderung schon länger besteht. Ein Malignom scheidet daher mit großer Wahrscheinlichkeit aus.

Vergleiche Abbildung 98–101, Abbildung 102 und 103, Abbildung 113, Abbildung 176.

31jährige Frau

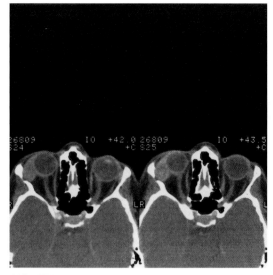
Abb. 171

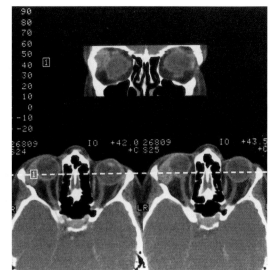
Abb. 172

Das CT zeigt einen eindeutig auf die Tränendrüse beschränkten Tumor.

Anamnese und klinischer Befund:
Seit 6 Wochen Schwellung im Bereich des rechten Oberlides.
Keine Schmerzen.

Welchen CT-Befund sehen Sie und welche Diagnose stellen Sie?

Zutreffende Antwort:

CT:
Große glatt begrenzte Raumforderung im Bereich der rechten Tränendrüse mit kleinen Zonen erniedrigter Dichte. Ausdehnung vorwiegend nach dorsal und rundbogige Begrenzung. Abflachung der benachbarten Bulbuswand. Exophthalmus. Exkavation und Druckusur der benachbarten lateralen Orbitawand.

Diagnose:
Mit großer Wahrscheinlichkeit Tränendrüsenmischtumor (pleomorphes Adenom).

Therapie:
Operative Entfernung des Tumors in toto.
Histologie: pleomorphes Adenom.

Diskussion:
Der große Tumor hat raumfordernde Wirkung, erkennbar an der Abflachung der Bulbuswand und der Exkavation des benachbarten Knochens. Die Veränderungen sprechen für einen langsam wachsenden Prozeß. Damit sind ein Lymphom, Carzinom oder eine Metastase unwahrscheinlich. Da die Exkavation des Knochens sehr tief, aber eine begleitende Knochendestruktion nicht vorhanden ist, erscheint ein Tränendrüsenmischtumor am wahrscheinlichsten. Die Anamnese erscheint unvollständig – Fotos früherer Jahre betrachten!

NB:
Haben Sie die pneumatisierten Ausläufer der Keilbeinhöhlen mit Einengung des Opticuskanals beidseits (links ausgedehnter als rechts) gesehen?

4jähriger Junge

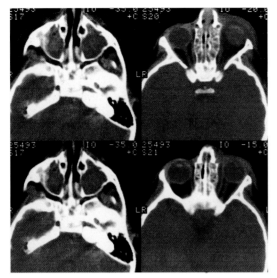

Abb. 173

Die vollständige Verschattung der abgebildeten Nasennebenhöhlen (Kieferhöhlen und Siebbeinzellen) ist unübersehbar, ebenso wie die Weichteilschwellung im Bereich der Periorbita links.
Haben Sie auch die diskrete Infiltration des medialen Extraconalraumes links gesehen?

Anamnese und klinischer Befund:
Mundatmung bei verstopfter Nase. Fieber und erhebliche Weichteilschwellung der Periorbita links.

Welchen CT-Befund sehen Sie und welche Diagnose stellen Sie?

Zutreffende Antwort:

CT:
Vollständige Verschattung beider Kieferhöhlen und der Siebbeinzellen. Erhebliche Weichteilschwellung im Bereich der Periorbita links sowie weichteildichte Zone im medialen Extraconalraum mit Verlagerung des m. rectus medialis nach lateral.

Diagnose:
Pansinusitis mit Weichteilphlegnome der Periorbita links und diskreter Infiltration des medialen Extraconalraumes.

Therapie und Verlauf:
Vollständige Rückbildung nach antibiotischer Therapie.

Diskussion:
Aufgrund der NNH-Veränderungen ist die Diagnose einfach.

Vergleiche Abbildung 133, Abbildung 165.

51jährige Frau

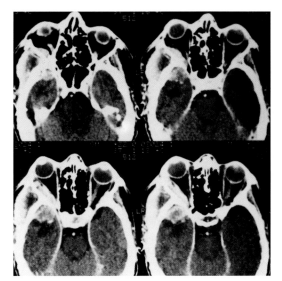

Abb. 174

Die Raumforderung, teils im Extraconalraum, teils intrakraniell gelegen, ist unübersehbar. Handelt es sich um eine Metastase oder um ein Keilbeinflügelmeningeom?

Anamnese und klinischer Befund:
Seit 6 Wochen Schmerzen im Bereich der rechten Stirnhöhle und im Bereich des rechten Auges. Exophthalmus rechts (3 mm Hertel). Die übrigen ophthalmologischen Befunde sind unauffällig.

Welchen CT-Befund sehen Sie und welche Diagnose stellen Sie?

Zutreffende Anwort:

CT:
Große inhomogene Raumforderung im Bereich der Fossa temporalis, der mittleren Schädelgrube und des äußeren Extraconalraumes rechts mit partieller Destruktion des Knochens. Noch gute Abgrenzbarkeit des nach medial verlagerten m. rectus medialis. Die Veränderungen reichen bis an die nicht vergrößerte Tränendrüse heran. Protrusio bulbi.

Diagnose:
Gering destruierend wachsender Tumor im Bereich des großen Keilbeinflügels mit intraorbitaler und intrakranieller Ausdehnung – am ehesten Metastase.

Verlauf:
PE mit histologischem Nachweis der Metastase eines kleinzelligen Bronchial-Carcinoms.

Diskussion:
Das Lebensalter der Patientin spricht gegen ein Rhabdomyosarkom. Für einen primären Knochentumor ist die Veränderung des Knochens zu gering.
Gegen ein Keilbeinflügelmeningeom spricht die fehlende Hyperostose.
Aufgrund des computertomographischen Befundes handelt es sich am ehesten um eine Metastase mit geringer Knochendestruktion.

Vergleiche Abbildung 191 und 192

49jährige Frau

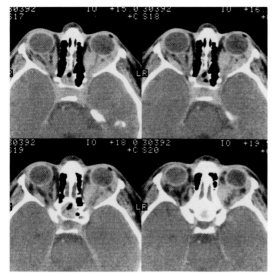

Abb. 175

Anamnese und klinischer Befund:
Oberlid- und Unterlidretraktion sowie leichte Protrusio bulbi links.
Nach Angaben der Patientin leidet sie seit 3 Monaten unter Druckschmerz bzw. Druckgefühl über dem linken Auge. Beim Sehen nach links Verschwommenheit. Eingeschränkte Bulbusbeweglichkeit.
Seit ca. einem halben Jahr Lesebrille.

Welchen CT-Befund sehen Sie und welche Diagnose stellen Sie?

_____

_____

_____

Zutreffende Antwort:

CT:
Ausgedehnte Zonen erhöhter Dichte im Bereich beider Orbitae, zum Teil mit Schwellung der benachbarten Muskeln und der linken Tränendrüse.

DD:
Diffus infiltrierende Form des Peusotumor orbitae oder lymphatische Infiltration.
Neben hoch dosierter Cortison-Therapie zur weiteren Abklärung internistische und hämatologische Untersuchung erforderlich.
CT-Kontrolle nach 3wöchiger Cortison-Therapie empfohlen.

Verlauf:
Unbekannt.

Diskussion:
Aufgrund des unauffälligen NNH-Befundes und des Befalls **beider** Orbitae scheidet eine Orbitalphlegmone aus.
Computertomographisch kann zwischen der diffus infiltrierenden Form des Pseudotumor orbitae, einer lymphatischen oder leukämischen Infiltration, einer diffusen Metastasierung oder der diffusen Form der Histiozytosis X nicht unterschieden werden. Die Schmerzhaftigkeit spricht eher für einen Pseudotumor orbitae.
Beachten Sie bitte, daß Sehnerv und einige Gefäße als Zonen erniedrigter Dichte innerhalb der diffusen Infiltration zur Darstellung kommen, was normal ist. Beachten Sie die geschlängelt verlaufende Vene rechts.
Bei der kleinen Zone mit der Dichte von Luft vor dem linken Bulbus handelt es sich um einen Lufteinschluß unter dem Oberlid.

48jährige Frau

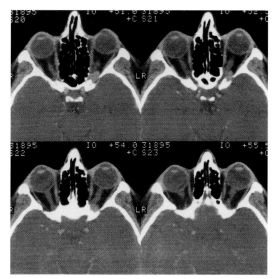

Abb. 176

Anamnese und klinischer Befund:
Vor 3 Jahren Ablatio mammae rechts wegen eines Mamma-Carcinoms.
Vor 1 Jahr Operation des Brustbeins wegen einer Metastase und Nachbestrahlung. Seit einigen Monaten Sehstörungen links. Exophthalmus links.

Ändern Sie aufgrund der Vorgeschichte Ihre Diagnose?

Antwort:
Aufgrund der Vorgeschichte muß das Vorliegen einer Metastase erwogen werden.

Welchen CT-Befund sehen Sie und welche Diagnose stellen Sie?

Zutreffende Antwort:

CT:
Ovaläre weichteildichte Raumforderung in der linken Orbitaspitze im Bereich der Fissura orbitalis superior. Exkavation des benachbarten Knochens und Verlagerung des Sehnerven nach medial.
Exophthalmus.

Diagnose:
Tumor in der Orbitaspitze.

DD:
Meningeom, Hämangiom, Neurinom, Neurofibrom.

Therapie und Verlauf:
Keine Therapie.
CT-Befund 2 Jahre später unverändert.

Diskussion:
Die Raumforderung in der Orbitaspitze ist glatt begrenzt. Sie verlagert den Sehnerven, wächst nicht infiltrierend. Die Exkavation des benachbarten Knochens spricht dafür, daß die Raumforderung schon sehr lange besteht – eine Metastase des bekannten Mamma-Carcinoms scheidet daher aufgrund des CT-Bildes mit großer Wahrscheinlichkeit aus.

Vergleiche Abbildung 98–101, Abbildung 102 und 103, Abbildung 113 und Abbildung 168–170.

48jährige Frau

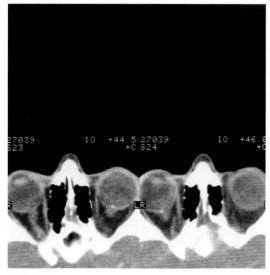

Abb. 177

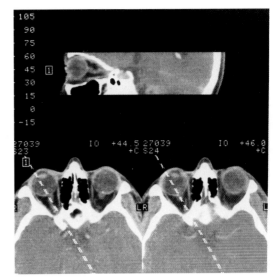

Abb. 178

Klinischer Befund:
Einseitiger partieller Quadrantenausfall nach links unten.

Welchen CT-Befund sehen Sie und welche Diagnose stellen Sie?

Zutreffende Antwort:

CT:
Drusenpapille beidseits.

Diskussion:
Keine, da der Befund typisch ist.

Bitte beachten Sie, daß auf den axialen Bildern durch einen ungünstigen Anschnitt des nervus opticus ein Opticuskolobom vorgetäuscht werden kann.
Rekonstruktionen erlauben eine Differenzierung.

57jähriger Mann

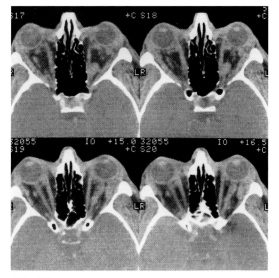

Abb. 179

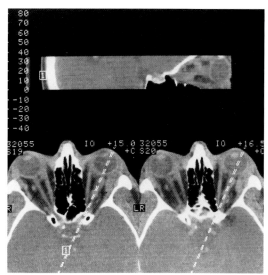

Abb. 180

Anamnese und klinischer Befund:
Non Hodgkin-Lymphom bekannt.
Seit ca. 4 Wochen zunehmende Protrusio bulbi, rechts mehr als links. Bindehautchemosis, zeitweise Diplopie. Mit Korrektur voller Visus. Keine Schmerzen.
Orbitaprozeß? Siebbein?
Klinischer Befund sonst o.B.

Welchen CT-Befund sehen Sie und welche Diagnose stellen Sie?

Zutreffende Antwort:

CT:
Mäßiggradige diffuse Infiltration beider Orbitae, geringe Verdickung der Augenmuskeln und der Tränendrüsen.

Diagnose:
Bei bekanntem Non Hodgkin-Lymphom handelt es sich mit großer Wahrscheinlichkeit um eine diffuse lymphatische Infiltration beider Orbitae.

Therapie und Verlauf:
Histologie: zentrozytisch-zentroblastisches Non Hodgkin-Lymphom.

Telekobalt-Bestrahlung der Retrobulbärräume beidseits (GHD 20 Gray).
Unter der Therapie deutliche Regredienz der Protrusio.

Diskussion:
Bei diffuser Infiltration aller orbitalen Gewebe in **beiden** Orbitae ist immer an einen Pseudotumor orbitae oder ein Lymphom zu denken.
In diesem Fall scheidet die Orbitalphlegmone wegen des negativen NNH-Befundes aus. Das computertomographische Bild ähnelt dem von Abbildung 175 – es könnte sich sowohl um einen Pseudotumor orbitae, als auch um eine lymphatische Infiltration handeln. In diesem Fall scheidet die Diagnose Pseudotumor orbitae aus, da 1. das Non Hodgkin-Lymphom bekannt ist und 2. keine Schmerzhaftigkeit besteht.

42jährige Frau

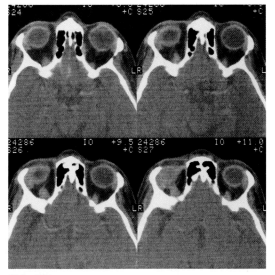

Abb. 181

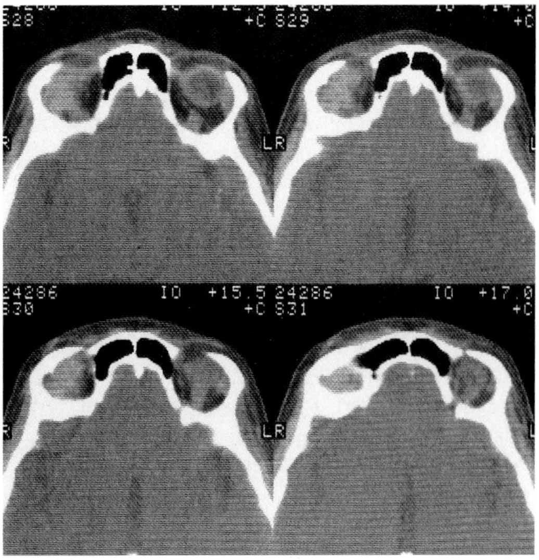

Abb. 182

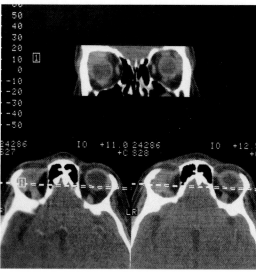

Abb. 183

Anamnese und klinischer Befund:
Nach Angaben der Patientin Entfernung eines Tumors im Bereich der rechten Tränendrüse vor 6 Jahren.
Histologie: Zylindrom.
Seit 1 Jahr erneut Schwellung im Bereich des Oberlides rechts.

Welchen CT-Befund sehen Sie und welche Diagnose stellen Sie?

___

___

___

Zutreffende Antwort:

CT:
Große Raumforderung im Bereich der rechten Tränendrüse mit ungenügender Abgrenzbarkeit zum oberen Augenmuskelkomplex.
Unregelmäßige Begrenzung des benachbarten Knochens.
Abflachung der Bulbuswand.

Diagnose:
Maligner Tränendrüsentumor – am ehesten Carcinom.

Therapie und Verlauf:
Osteoplastische Trepanation der lateralen Orbitawand und des Orbitadaches sowie Exenteratio orbitae.
Histologie: adenoid-cystisches Carcinom.
Kontroll-CT 3 Jahre später: o.B.

Diskussion:
Die Raumforderung im Bereich der rechten Tränendrüse ist nicht ganz scharf begrenzt. Sie ist, wie die Abflachung der Bulbuswand zeigt, derb. Neben einer geringgradigen Exkavation bestehen deutliche Konturunregelmäßigkeiten im Knochen, was für Malignität des Tumors spricht.

85jährige Frau

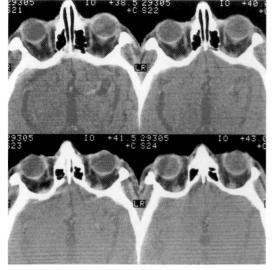
Abb. 184

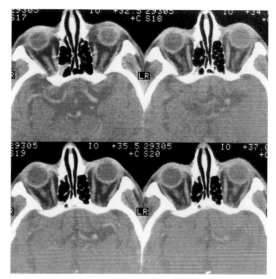
Abb. 185

Welchen CT-Befund sehen Sie und welche Diagnose stellen Sie?

Zutreffende Antwort:

CT:
Fehlende Linse beidseits, am ehesten Zustand nach Katarakt-Op.

Diskussion:
Nicht notwendig.
Das Fehlen der Linsen beidseits ist eindeutig.

53jährige Frau

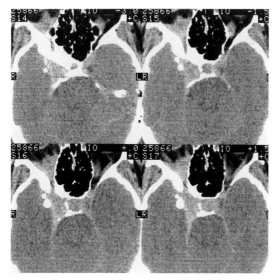

Abb. 186

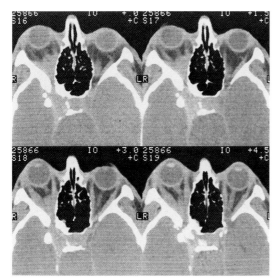

Abb. 187

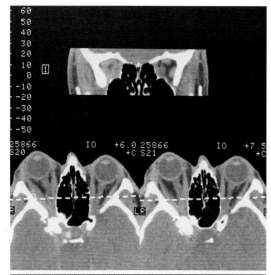

Abb. 188

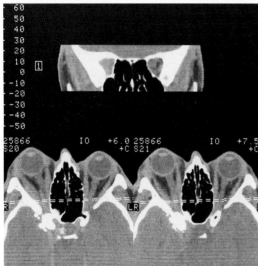

Abb. 189

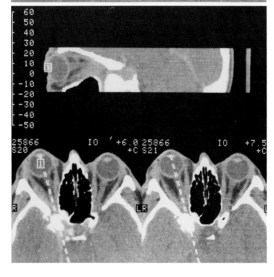

Abb. 190

Die Verdickung aller Augenmuskeln haben Sie sicher gesehen. Im Bereich der rechten Orbitaspitze konnten Sie sich möglicherweise nicht entscheiden, ob eine diffuse Infiltration vorliegt. Aber haben Sie auch gesehen, daß das rechte Keilbein sehr viel breiter ist als links und hyperostotisch und daß in der Nachbarschaft Zonen von Weichteildichte bestehen mit Ausdehnung in den rechten Sinus cavernosus?
Ganz sicher haben Sie den kleinen Hypophysentumor nicht gesehen.

Anamnese und klinischer Befund:
Seit 3 Wochen Therapie mit Thiamazol wegen einer Hyperthyreose.
Akromegalie seit Jahren bekannt.

Rechts Gesichtsfeldausfall nach temporal für kleine Marken.
Ausgeprägter Exophthalmus rechts seit Jahren.
Verdacht auf endokrine Orbitopathie und Hypophysentumor.

Welchen CT-Befund sehen Sie und welche Diagnose stellen Sie?

Zutreffende Antwort:

CT:
Erhebliche Verdickung aller Augenmuskeln, rechts ausgeprägter als links, mit Exophthalmus beidseits, rechts ausgeprägter als links.
Ausgeprägte Hyperostose des gesamten rechten Keilbeines mit ausgedehnten Weichteilanteilen intraorbital und im Bereich des rechten Sinus cavernosus.
Kompression des rechten Sehnerven in der Orbitaspitze.
Kleine intraselläre Raumforderung.

Diagnose:
1. Polymyositische Form der endokrinen Orbitopathie beidseits.
2. Ausgedehntes Keilbeinmeningeom rechts mit großen Weichteilanteilen.
3. Kleines Hypophysenadenom (bei bekannter Akromegalie).

Diskussion:
Die Verdickung aller Augenmuskeln bei bekannter Hyperthyreose spricht eindeutig für die polymyositische Form der endokrinen Orbitopathie.
Wegen der bekannten Akromegalie wird man nach einem Hypophysentumor suchen und ihn dann auch finden; ohne die klinische Angabe wäre er sicher übersehen worden.
Da bereits zwei pathologische Befunde erkannt wurden, besteht die Gefahr, den dritten pathologischen Befund zu übersehen, obwohl er sehr ausgedehnt ist und, wenn er alleine vorläge, sicher erkannt würde.

10jähriger Junge

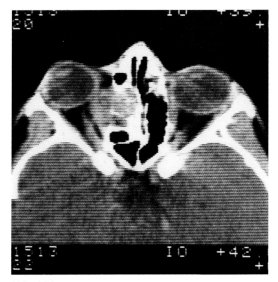
Abb. 191

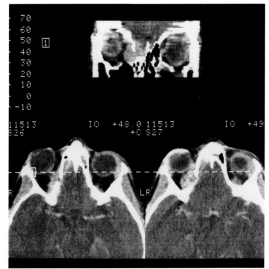
Abb. 192

Anamnese und klinischer Befund:
Seit 3 Monaten intermittierender Exophthalmus rechts.

Sicher haben Sie aufgrund des CT-Befundes bisher an einen malignen Tumor gedacht. Ändern Sie aufgrund der Anamnese Ihre Diagnose?

Welchen CT-Befund sehen Sie und welche Diagnose stellen Sie?

Zutreffende Antwort:
Ja – Verdacht auf Gefäßmißbildung.

CT:
Raumforderung im Bereich der Siebbeinzellen und des benachbarten Extraconalraumes der rechten Orbita mit partieller Destruktion der Lamina papyracea, der Lamina cribrosa und Einwachsen in die vordere Schädelgrube. Einzelne punktförmige Verkalkungen.

Diagnose:
Verdacht auf Gefäßmißbildung.

Therapie und Verlauf:
Operation einen Monat später.
Kraniotomie rechts frontal. Im Bereich der Dura der rechten vorderen Schädelgrube angiomartige Veränderungen mit zahlreichen Phlebektasien. Das Angiom dringt durch einen Knochendefekt in die Orbita ein. Ein Teil der Gefäße wird durch Elektrokoagulation verschlossen. Nach Ausscheidung der intrakraniellen Anteile des Angioms Abdeckung der Basis der vorderen rechten Schädelgrube mit einer großen Lyodura.
Histologie: überwiegend kavernöses Hämangiom.

Diskussion:
Aufgrund des CT-Bildes allein muß bei der übergreifend wachsenden Raumforderung an einen malignen Tumor gedacht werden. Wegweisend sind auch in diesem Fall wieder Anamnese und klinischer Befund: der intermittierende Exophthalmus weist auf eine Gefäßmißbildung hin. Selbstverständlich muß die Diagnose durch andere Verfahren verifiziert werden.

Vergleiche Abbildung 174.

49jährige Frau

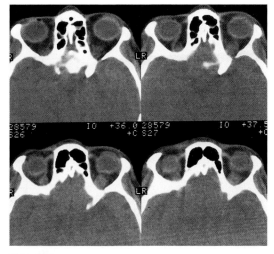

Abb. 193

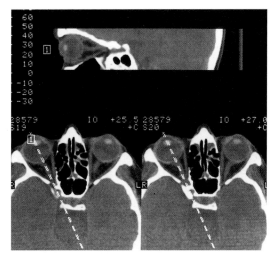

Abb. 194

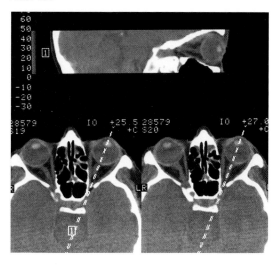

Abb. 195

Wahrscheinlich haben Sie vergeblich nach einem pathologischen Befund gesucht, den Sie sehen werden, wenn Sie den klinischen Befund kennen.

Anamnese und klinischer Befund:
Seit 6 Monaten Lidretraktion und geringer Exophthalmus links.
Verdacht auf endokrine Orbitopathie.
Nuklearmedizinische Untersuchung vor 14 Tagen: Euthyreose.

Wie heißt Ihre Diagnose jetzt?
Welchen CT-Befund sehen Sie und welche Diagnose stellen Sie?

Zutreffende Antwort:

CT:
Verbreiterung des oberen Augenmuskelkomplexes links.
Partielle Verschattung der Siebbeinzellen beidseits.

Diagnose:
Monomyositische Form der endokrinen Orbitopathie links.

Diskussion:
Der CT-Befund ist leicht zu übersehen. In Kenntnis der Oberlidretraktion sucht man jedoch nach einer Verbreiterung des oberen Augenmuskelkomplexes im vorderen Bereich, da der m. levator palpebrae beteiligt sein muß.

Auf diesen CT-Bildern besonders schön zu sehen, die nicht verdickte Sehne des m. obliquus superior.

Vergleiche Abbildung 149–151, Abbildung 152–155.

Ein 4 Monate alter Junge

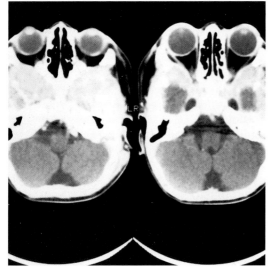
Abb. 196

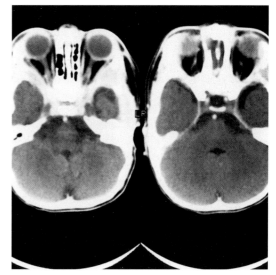
Abb. 197

Anamnese und klinischer Befund:
Zahlreiche Lymphknotenschwellungen und Fieberschübe. Osteolysen in Scapula und Schädeldach.
Histologie (Haut, Lymphknoten, Tibia): Histiozytosis X (Abt-Letterer-Siwe-Form).

Welchen CT-Befund sehen Sie und welche Diagnose stellen Sie?

Zutreffende Antwort:

CT:
Ausgedehnte Knochendefekte im Bereich beider Keilbeinflügel, des Os temporale beidseits, links ausgeprägter als rechts, mit großen begleitenden weichteildichten Zonen.

Diagnose:
Histiozytosis X.

Therapie und Verlauf:
Chemotherapie. Rückbildung der klinischen Symptomatik.
CT-Kontrolle: vollständige Rückbildung der Weichteilveränderungen.

Diskussion:
Bei Knochendestruktionen der Orbita im Kindesalter kommen vor allem 4 Erkrankungen in Frage: Osteomyelitis, Metastase eines Neuroblastoms, Rhabdomyosarkom und Histiozytosis X.
Die Symmetrie der Veränderungen spricht mit großer Wahrscheinlichkeit für eine Histiozytosis X; ein metastasierendes Neuroblastom muß allerdings ausgeschlossen werden.
Wegen der symmetrischen Veränderungen und der fehlenden Klinik scheidet eine Osteomyelitis mit großer Sicherheit aus.

Bitte vergleichen Sie Abbildung 91.

81jährige Frau

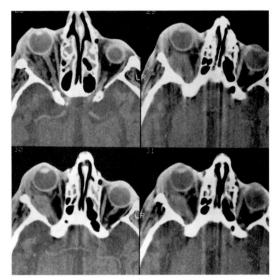

Abb. 198

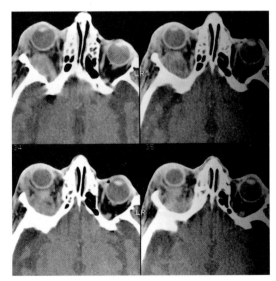

Abb. 199

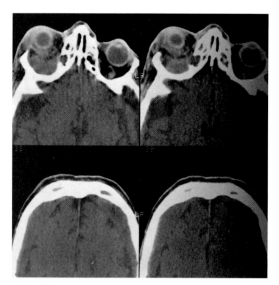

Abb. 200

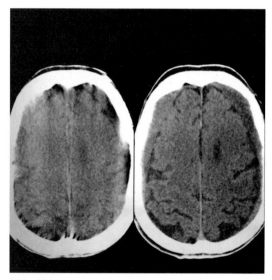

Abb. 201

Selbstverständlich haben Sie die diffuse Infiltration der rechten Orbita mit ausgeprägter Protrusio bulbi gesehen und auch die weitgehende Verschattung der Siebbeinzellen. Haben Sie auch die isodensen sichelförmigen subduralen Zonen über der Konvexität beidseits gesehen?

Anamnese und klinischer Befund:
Seit 3 Tagen starke Kopfschmerzen und starke Schwellung im Bereich des rechten Auges.
Massiver Exophthalmus rechts mit ausgeprägter entzündlicher Schwellung der gesamten rechten Periorbita. Visusherabsetzung auf Fingerzählen.

Welchen CT-Befund sehen Sie und welche Diagnose stellen Sie?

Zutreffende Antwort:

CT:
In der gesamten rechten Orbita vorwiegend lateral ausgedehnte diffuse Zonen erhöhter Dichte, zum Teil mit Maskierung der Augenmuskeln. Knochendefekt zur linken Stirnhöhle. Exophthalmus.
Intrakraniell sichelförmige, nahezu isodense symmetrische Zonen über der Konvexität beidseits.
Partielle Verschattung der Siebbeinzellen und der sehr kleinen Stirnhöhlen beidseits.

Diagnose:
Orbitalphlegmone bei Sinusitis frontalis et ethmoidalis.
Ältere subdurale Hämatome beidseits.

Therapie und Verlauf:
Antibiotika.
Fronto-temporale Punktion rechts: altes Blut, kein Keimnachweis im Subduralpunktat.
Stirnhöhlen- und Siebbeinausräumung sowie Orbitadrainage.

Danach vollständige Rückbildung des Exophthalmus und freie Motilität, jedoch Amaurose rechts.

Diskussion:
Es besteht eine einseitige diffuse Infiltration der Orbita bei gleichzeitiger Verschattung der Nasennebenhöhlen. Zusammen mit dem klinischen Befund kann es sich nur um eine Orbitalphlegmone handeln.
Als Komplikation möglich wären subdurale Empyeme, die sich jedoch im CT hypodens darstellen (und nicht wie hier isodens).

52jährige Frau

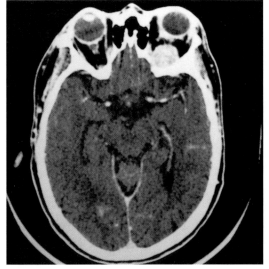
Abb. 202

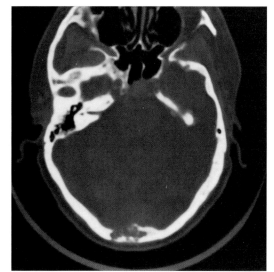
Abb. 203

Anamnese und klinischer Befund:
Vor 3 Jahren Ablatio mammae wegen Carcinom.
Seit 2 Wochen Protrusio bulbi und Ptosis links. Keine Visusminderung.

Welchen CT-Befund sehen Sie und welche Diagnose stellen Sie?

Zutreffende Antwort:

CT:
Große runde hyperdense Raumforderung in der oberen Orbitahälfte links.
Raumforderung im Bereich der Sella.
Osteolyse im Bereich der Schädelkalotte.
(Hier nicht abgebildet multiple intracerebrale Raumforderungen).

Diagnose:
Große runde intraorbitale Raumforderung, über deren Dignität computertomographisch keine eindeutige Aussage gemacht werden kann.

Therapie und Verlauf:
Zur laufenden Zytostatika-Therapie Radiatio.
Kurze Zeit später Exitus.

Diskussion:
Es besteht eine glatt begrenzte runde Raumforderung in der linken Orbita. Das CT-Bild (keine Dünnschicht) erlaubt keine eindeutige weitere Beurteilung. Die Verdachtsdiagnose einer Mamma-Carcinom-Metastase erscheint wegen der zahlreichen weiteren metastatischen Veränderungen am wahrscheinlichsten.

66jähriger Mann

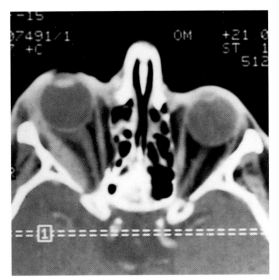

Abb. 204

Anamnese und klinischer Befund:
Vor 2 Monaten grippaler Infekt. 3malige Kieferhöhlenpunktion, antibiotische Therapie. Seit 2 Wochen Exophthalmus rechts mit Schwellung und Rötung des rechten Oberlides.

Starke periorbitale Rötung und Schwellung des rechten Auges. Exophthalmus rechts. Erhebliche Bindehautchemosis und episklerale Venenstauung. Motilitätseinschränkung in allen Blickrichtungen. Wegen der zurückliegenden Sinusitis maxillaris CT wegen Verdachts auf massive Orbitabeteiligung und beginnendes Sinus cavernosus-Syndrom.

Ändern Sie aufgrund der Anamnese und des klinischen Befundes Ihre Diagnose?

Welchen CT-Befund sehen Sie und welche Diagnose stellen Sie?

Zutreffende Antwort:

CT:
Erhebliche Schwellung des rechten m. rectus lateralis und seiner Sehne. Geringe Vergrößerung der rechten Tränendrüse und periorbitalen Lidgewebes. Protrusio bulbi.

Diagnose:
Myositisch-tendonitische Form des Pseudotumor orbitae.

Therapie und Verlauf:
Rascher Rückgang der Symptomatik auf hochdosierte Cortisontherapie (Ultracortin 100 mg für 4 Tage, dann langsam ausschleichend).

10 Tage nach Beginn der Therapie vollständige Rückbildung aller Symptome.
Der internistische Befund war bis auf eine mäßig erhöhte BSG (26/60) unauffällig. Schilddrüsenhormonwerte im Normbereich.

Diskussion:
Die gleichzeitige Verbreiterung eines Augenmuskels und seiner Sehne spricht mit großer Wahrscheinlichkeit für einen Pseudotumor orbitae und gegen endokrine Orbitopathie und Metastasen.

Abbildung 205

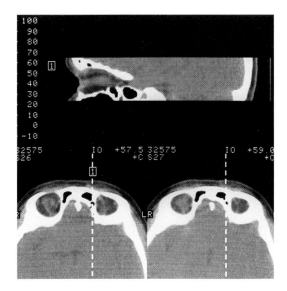

Welche orbitale Struktur ist in der parasagittalen Rekonstruktion dargestellt?

Abbildung 206

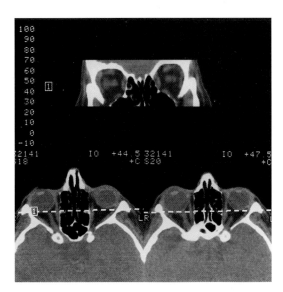

Welcher anatomischen Struktur entspricht die rundliche Raumforderung zwischen Nervus opticus und m. rectus lateralis?

Antwort zu Abbildung 205:
M. rectus medialis.

Antwort zu Abbildung 206:
Hinterer Anschnitt des Bulbus oculi.

C. XII.

Monographien

HAMMERSCHLAG, S. B., J. R. HESSELINK, A. L. WEBER	Computed Tomography of the Eye and Orbit. Appleton-Century-Crofts. A Publishing Division of Prentice-Hall, Inc. (1983) ISBN 0-8385-1194-5
MAURIELLO, J. A. jr., J. C. FLANAGAN	Management of Orbital and Ocular Adnexal Tumors and Inflammations. Springer-Verlag, ISBN 3-540-51155-5
PEYSTER, R. G., E. HOOVER	Computerized Tomography in Orbital Disease and Neuro-ophthalmology. Year Book Medical Publishers, Inc. (1984) ISBN 0-8151-6672-9
ROOTMAN, J.	Diseases of the Orbit. J. B. Lippincott Company (1988) ISBN 0-397-50651-1
SCHNEIDER, G., E. TÖLLY	Radiologische Diagnostik des Gesichtsschädels. Georg Thieme Verlag (1984) ISBN 3-13-655701-8
UNSÖLD, R., C. B. OSTERTAG, J. DeGROOT, T. H. NEWTON	Computer Reformations of the Brain and Skull Base. Springer-Verlag (1982) ISBN 3-540-11544-7
UNSÖLD, R., W. SEEGER	Compressive Optic Nerve Lesions at the Optic Canal. Springer-Verlag (1989) ISBN 3-540-18838-x

C. XIII. Sachverzeichnis

A
Abszeß
– subperiostaler 172, 174
– Tränendrüse 61, 173
Achsenmyopie 65, 117, 118
Amyloidose 42
Arteria ophthalmica 24

B
Bildrekonstruktion, sekundäre
 (image reformatting) 16
Bulbus oculi 23, 65, 117–123, 153, 157, 158
Buphthalmus 117

C
Canalis opticus 12, 20, 132
– Fraktur 137

D
Dakryoadenitis 53, 60
Dermoid und Epidermoid 74–79
Drusenpapille 121–123
Ductus naso-lacrimalis 21
Dysplasie, fibröse 74, 84

E
Endokrine Orbitopathie 42, 47–51, 53–54, 58–59, 139–152
Enophthalmus 101
Extraconalraum 24

F
Fettgewebshydrops 139, 151
Fraktur 132–133, 135–137
Fremdkörper 134

G
Gefäßmißbildung 69, 71–72, 83, 89, 92

H
Hämangiom
– cavernöses 89–92, 97–98
Hämatom
– Muskel 42, 46
Histiozytosis X 74, 87

K
Kolobom
– Sehnerv 112, 117

L
Lid 128–131
– endokrine Orbitopathie 139, 141
– entzündlich 129
– Lymphom 130, 161
– Rhabdomyosarkom 131
Linse 23, 65, 126
Lymphom 160
– intraconal 89, 99–100, 102, 163
– Lid 128, 130, 161
– Muskel 42
– Tränendrüse 53–54, 60, 66, 162

M
Meningeom
– Keilbeinflügel 74, 85–86
– Opticusscheide 14, 89, 100, 106, 109–111, 113
– Orbitaspitze 89–90, 96–97
Metastase 42, 165
– intraconal 89, 94–95, 101–102, 167, 171
– intraoculär 121
– Keilbein 169
– Lid 128
– Muskel 45, 170
– Sella 15, 16
– Tränendrüse 54, 62, 166
Morbus Coats 119
Mucocele 75
Muskeln 22, 42–51, 139–140, 142–150, 154–156

N
Nervus opticus 12–14, 23, 89, 100, 106, 109–113, 117
Neurinom 71–72, 90, 97–98, 128
Neurofibrom 69, 97

O
Opticusgliom, s. pilozytisches Astrozytom
Opticusscheide 14, 89, 100, 106, 109–111, 113
Orbita 12, 18
Orbitaphlegmone 103, 172
Osteomyelitis 74

P
Phthisis bulbi 117, 119, 125
Pilozytisches Astrozytom 89, 106–108, 112
Pneumatocele 80
Processus clinoideus 13–14
Pseudotumor orbitae 42–44, 53–57, 89, 95, 102, 153–159

R
Retinoblastom 119–120
Retinopathia praematurorum 119
Rhabdomyosarkom 74, 89, 94, 128, 131

S
Sarkoidose 54, 104
Sarkom 73
Schichtebene 12
Schwannom, s. Neurinom
Sella 15
Septum orbitale 24
Sinus cavernosus-Fistel 42, 115
Sinusitis 81, 82

T
Thrombose
– Sinus cavernosus 116
– V. ophthalmica superior 116
Toxocara canis 119
Tränendrüse 24, 53–55, 65
– Abszeß 61, 173
– Lymphom 162
– Pseudotumor 153, 157–158
– Tumor 53–54, 62–64, 66

V
V. ophthalmica superior 24, 115, 116

W
Wegener'sche Granulomatose 74, 82, 104